U0256124

张雪亮讲《黄帝内经》

第一辑

张雪亮 著

北京出版集团
北京出版社

图书在版编目（CIP）数据

张雪亮讲《黄帝内经》. 第一辑 / 张雪亮著. — 北京 : 北京出版社，2024.1

ISBN 978-7-200-17308-6

Ⅰ．①张… Ⅱ．①张… Ⅲ．①《内经》—研究 Ⅳ．①R221

中国版本图书馆 CIP 数据核字（2022）第 118296 号

张雪亮讲《黄帝内经》 第一辑
ZHANG XUELIANG JIANG《HUANGDI NEIJING》 DI-YI JI
张雪亮 著
*
北 京 出 版 集 团
北 京 出 版 社 出版
（北京北三环中路 6 号）
邮政编码：100120

网 址：www.bph.com.cn
北 京 出 版 集 团 总 发 行
新 华 书 店 经 销
北 京 华 联 印 刷 有 限 公 司 印刷
*
170 毫米×240 毫米 15.25 印张 170 千字
2024 年 1 月第 1 版 2024 年 1 月第 1 次印刷
ISBN 978-7-200-17308-6
定价：59.80 元
如有印装质量问题，由本社负责调换
质量监督电话：010-58572393
责任编辑电话：010-58572281

目 录

推荐序 / 王庆国 – III

开篇 / 一书说透不生病的智慧

养生篇 / 免除疾病缠绕的关键所在

01 长寿老人有什么共同点？ / 智者察同，愚者察异 –10

02 如何看待忌口？ / 食饮有节，食肉则复 –18

03 古人就讲究营养平衡 / 谨和五味，长有天命 –25

04 你会正确穿衣吗？ / 起居有常，欲适寒温 –33

05 究竟是动好还是静好？ / 过用生病，不妄作劳 –39

06 过度安逸，太懒也会得病 / 食杂不劳，导引按跷 –45

07 男欢女爱的注意事项 / 入房太甚，宗筋弛纵 –55

08 房事过度，五脏伤三 / 入房过度，伤肝脾肾 –63

09 意淫手淫也可作病 / 嗜欲无穷，精神弛坏 –69

10 想吃什么就说明体内缺什么吗？ / 以酒为浆，以妄为常 –74

11 欲望是劳神的根本原因 / 形与神俱，尽终天年 –80

12 年轻强壮也要小心外邪中招 / 虚邪贼风，避之有时 –86

13 养生的第一大道！ / 恬淡虚无，真气从之 –92

14 恬淡虚无就是完全没有欲望吗？ / 各从其欲，皆得所愿 –97

15 积"阴德"真的好处多多 / 年度百岁，德全不危 –102

16 古代瘟疫为什么死人那么多？ / 五疫之至，皆相染易 –108

17 中医怎么提高人体免疫力？ / 正气存内，邪不可干 -113

18 识时务者为俊杰 / 寒暑过度，生乃不固 -119

19 学会逆向思维 / 春夏养阳，秋冬养阴 -125

20 春季百花开，来道健康菜！ / 天地俱生，万物以荣 -130

21 夏季暑湿重，喝碗养生粥 / 天地交变，万物华实 -135

22 秋季好干燥，养肺吃啥好？ / 天气以急，地气以明 -141

23 冬季喝肉羹，温阳补肾精 / 水冰地坼，无扰乎阳 -147

24 临出嫁上轿匆忙扎耳朵眼儿 / 渴而穿井，斗而铸锥 -152

25 治疗疾病越早越好 / 治其未病，救其萌芽 -158

26 亡羊补牢，犹为未晚 / 五脏有病，各传所胜 -163

27 生命周期的秘密 / 女七男八，肾气盛实 -168

28 补肾才是延缓衰老的重中之重 / 天寿过度，肾气有余 -175

技巧篇 / 和于术数的具体方法

29 手脚心发烫咋回事？ / 肾者水藏，津液之主 -184

30 人体动力不足的对策 / 诸寒收引，皆属于肾 -190

31 每个人体内都有补药！ / 寅时面南，如此七遍 -195

32 中小学生不近视的秘密 / 面常洗，目常运 -201

33 不花钱治疗过敏性鼻炎 / 鼻常揉，耳常鼓 -205

34 痔疮不做手术可以吗？ / 肛常提，足常摩 -210

35 筋长一寸，寿延十年 / 腹常揉，肢常伸 -215

36 一样吃姜，三种功效 / 药以祛之，食以随之 -220

37 甘味药的搭配法 / 将以甘药，不饮至剂 -226

推荐序

国医大师
北京中医药大学原副校长
王庆国

今天是辛丑年的除夕，明天就是虎年了。值此辞旧迎新的日子，突然想到，早就答应的为师弟张雪亮大作写序的事情还没有动笔，本着今年事今年毕的原则，立即坐到电脑前完成这一两个月前就应该完成的任务。

雪亮是我的同门师弟，我们都是刘渡舟先生的学生。我与雪亮同窗，已经是37年前，亦就是1985年的事了。由于当时的研究生招收数量极少，所以考入北京中医药大学的研究生都是当时各大中医院校的佼佼者。我们师门当时的几位师弟个个基础扎实、聪明好学，但在兴趣爱好、关注领域方面又各有特点，雪亮师弟的特点就是爱好理论研究，喜欢对经典中的内容做深入细致的思考，并结合临床进行实践印证。当时我就对其深厚的理论功底、踏实的治学态度刮目相看，而师弟的这一优点也得到了恩师刘渡舟先生的赞誉。

雪亮硕士毕业后去了中国中医研究院（现中国中医科学院）工

作，后来又成为中医养生专业领域的博士生导师，今日已是享誉全国的中医养生名家与中医临床大家。这些成就的取得，自然与他在学期间和工作后不断地深耕经典，对《黄帝内经》《伤寒论》等中医典籍的理论深入学习与实践密切相关。经典是中医生命力的源泉，是中医登堂入室的必经之路，也是中医人不断进步的不竭动力，要想成为中医大家，首先一定要认真地、不间断地学习经典，这是刘老给我们师兄弟的谆谆教诲，也为我们师兄弟几十年成才经历的经验所在。

张师弟新作甫出，便邀我作序，余亦欣然为之。拜读之后，觉得师弟对《黄帝内经》之道的理解与运用愈加老练，书中对经典信手拈来的熟稔、对理论深入浅出的阐释，尽显名家风范。师弟虽事养生专业，不以研究《黄帝内经》显名，然此书一出，在当今研究《黄帝内经》的当代名家之中，当有其一席之位。

唐代王冰次注《黄帝内经·素问》，将《上古天真论篇》列为81篇之首，以彰显《黄帝内经》首重"养生"之道，以"治未病"为医者第一要义之宗旨。张师弟的这本书，正是从"养生"之道入手，将《黄帝内经》中蕴含的深邃中医理论，用浅显易懂的话语娓娓道出，不仅能给予中医专业人士启发与思考，更能为不懂中医的大众揭示出包罗万象的中医经典之道，让读者皆能在轻松的阅读中体会到中医之美妙，真的是一本兼具专业性与科普性的难得好书。

习近平主席说，"中医药学包含着中华民族几千年的健康养生理念及其实践经验，是中华民族的伟大创造和中国古代科学的瑰宝"。雪亮师弟的这本书，正是对中医药学中包含的健康养生理念及实践经验的深入阐释，是对中国古代科学瑰宝的生动讲解，本书的出版，必将对中医经典理论在全民众中的推广产生巨大的推动作用。

是为序。

2022 年 1 月 31 日

开篇

从事中医工作不觉已有40多年了。1980年我从鲁西南一个小县城来到省会济南，在山东中医学院（现在叫山东中医药大学）开始了五年的中医本科学习。从进入大学的那天起，我就发誓要好好学习中医，今生一定要做个治病救人的好大夫。

1983年，我就开始积极准备报考北京中医药大学的研究生，导师是闻名全国的伤寒泰斗刘渡舟老师。刘渡舟老师注重对中医经典，特别是对《伤寒论》六经辨证理论体系的研究。刘渡舟老师认为，研习《伤寒论》必须要结合《黄帝内经》。所以要报考他的研究生，除了《伤寒论》，专业基础一定要考《黄帝内经》。1985年我到了刘渡舟老师门下，之后的三年里，除了跟老师临床学习，在《黄帝内经》《伤寒论》的研究方面下了很大的功夫。

记得第一次拿稿费就跟《黄帝内经》有关。1988年我在《吉林中医药》上发表了一篇《"出三入一"辨析》的文章，"出三入一"一语，出自《黄帝内经·灵枢·五味论》。这篇文章的发表还引起了一场学术争论。

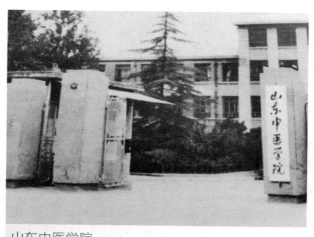

山东中医学院

1988年我到中国中医研究院（现中国中医科学院）工作，几十年的工作生涯，我总结出两个"离不开"：离开经典不说话，离开临床不说话。《黄帝内经》可以说是经典之中的经典。

作为一名医生，离不开三大类工作：医、教、研。

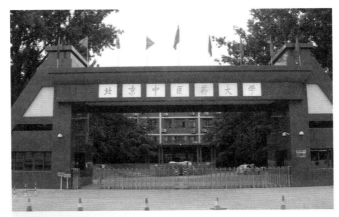
北京中医药大学

医，医疗，看病，指导病人保健。当遇到难题的时候，需要启发智慧的时候，需要提高疗效的时候，都要去重新温读经典。

教，教学。二十几年来，我一直承担着中国中医科学院研究生的经典教学任务，教过硕士生、博士生、在职研究生，还教西医大夫学习中医。自然而然，教学相长，我也从《黄帝内经》中得到了越来越多的感悟和启发。

研，科研。中国中医科学院从20世纪80年代就有专门的养生研究部门，并非因为近些年养生比较热了才有。我从1993年开始专注于养生的学科研究工作，无论是养生理念还是养生方法，追根溯源，最后总能刨到根上——《黄帝内经》。所以说，我和《黄帝内经》有几十年的不解之缘。

《黄帝内经》是一本什么书？为什么被称为经典呢？

我认为，称得上中医经典的书应该有"两个不同"。第一，不同的人读《黄帝内经》，感悟不同；第二，同一个人在不同的时间，以不同的阅历，读不同的遍数，体悟又不一样，可以说常读常新。这样的书才能称为经典，如果一是一，二是二，千人一面，成不了伟大的经典。

医学院的学生，一踏进校门，眼光常盯在哪里呢？狭隘的医学，如诊断学、治疗学，可以说是"一叶障目，可以遮天"，为什么这么说？我经常想起一个小故事，著名的诗人陆游，他的儿子想跟他学写诗，他回答："汝果欲学诗，工夫在诗外。"想学好写诗，必须去体验生活，而且进一步上升、深化。

医学也是一样，二十几年前，国医大师陆广莘先生曾经发起过几次会议，题目叫"医学的目的是什么？"。那时候的年轻人，认知不够，很多人不爱听，认为医学的目的不就是治病救人吗！但其实不是那么狭隘，医学的目的首先是"治未病"，意思是不要等得病再去治疗，更重要的是预防，争取不得病。

对于这个观点，《黄帝内经》在两千多年前就强调了"圣人不治已病，治未病"，可是很多人还是认为医学的目的就是治病救人。

现在想来，狭隘的医学，是只把眼光盯在"治病"上，但是对后面"救人"两字往往没有太重视。医学应该首先关注人，救人是第一位的。怎么救人？没病的人怎么才能不得病、少得病？有病的人怎样快

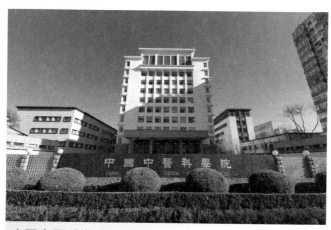

中国中医科学院

速康复、提高疗效？从这个角度来说，《黄帝内经》从理念到方法，内容太丰富了。

《黄帝内经》可以说是一本道书，一本以人的生命和健康为核心的道书，《黄帝内经》主轴线离不开一个"道"字。

从时空上讲，"阴阳者，天地之道也"，天地万物的道，自然之道。春夏秋冬怎么养生、养长、养收、养藏，一天之中怎么顺应时间节律保养。当然不光有道，还包含术，就是各种方法，叫作"谨道如法，长有天命"。还如刚才提到的"治未病"，人人都可以遵循书中的智慧之道，进入健康长寿的福地。从这点讲，每个关心健康长寿的朋友都可以学《黄帝内经》。

想当大夫的朋友学《黄帝内经》，可以学到不同的道。比如从治则上来讲，"治病者，必明天道地理"，当大夫也不能只是学人体，要明天道地理，"上知天文，下知地理，中知人事"，调理阴阳，以平为期，把阴阳气血调达到和平的状态，这是其中的一大道，也是治病的总原则。

具体方法上也有很多道，诊病有诊病之道，诊脉有持脉之道，扎针叫刺道，也叫针道；艾灸叫灸道；用药，"用热远热，用寒远寒"，君臣佐使搭配叫药道。

我对《黄帝内经》的总结：是围绕健康和生命的一本道书。

学习《黄帝内经》，要求高的可以用三个字：背、悟、用。

背，背金句名句；悟，体悟、觉悟、思考；用，即联系实际。三个方面结合。

从欣赏角度学习，可运用南宋理学家朱熹的"三到"——心到、眼到、口到，一边看，一边诵读，一边思考。

本书力求两大特色：

第一，启发。在《黄帝内经》面前人人都是小学生，常读常新，启发是最重要的。特别是作为一本谈论道的书，尽可能启发大家的思维。

第二，实用。围绕生命、围绕健康的经典，一定有实用性，指导养生保健，指导治病调理，指导疾病康复。

最后，祝愿大家，在《黄帝内经》的殿堂里，收获满满，祝愿大家健康长寿、平平安安，谢谢！

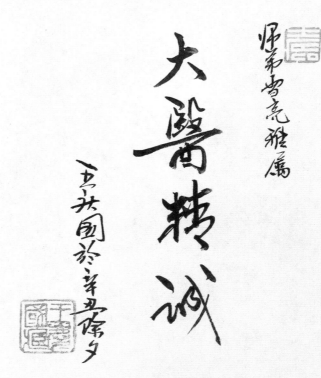

王庆国《大医精诚》

养生篇

免除疾病缠绕的关键所在

01 长寿老人有什么共同点?

智者察同，愚者察异

没读过《黄帝内经》的朋友，可能会想当然地认为这本中医经典是教人怎么诊病治病的；而医学生更是将学习该经典的目的放在治病救人上。这些想法都无可厚非。但是，当你真正了解了《黄帝内经》的根本宗旨时，会恍然大悟，整本书讨论的最终目的或者说首要目的，是教人怎样能不得病、少得病，然后达到健康长寿！

学习《黄帝内经》，学它的养生之道，就可以"以此养生则寿"。如果不得道、不学习，背道而驰，"以此养生则殃"，就要遭殃。

养生离不开一个核心思想："治未病"。没有病的时候要预防，防患于未然。《黄帝内经》说："善言天者，必有验于人；善言古者，必有合于今；善言人者，必有厌于己。"什么意思？自然界的规律和我们的身体密切相关，自然之道就是养生之道，遵循自然之道人就会健康平安，违背呢，小则闹病，大则会送命，这叫"善言天者，必有验于人"。"善言古者，必有合于今"，古代养生保健的话题，对现在的人同样有重要的启发意义和借鉴价值。"善言人者，必有厌于己"，对我们周围哪些人得病了，为什么会得病，要借鉴、反思；哪些人长寿，为什么长寿，有什么值得学习和借鉴的地方，这就叫"善言人者，必有厌于己"。有的《黄帝内经》教材把养生内容放在最后，我个人不太赞成，说明没有重视其核心思想。

重视不重视养生保健，重视不重视预防至关重要。我们应该像《黄帝内经》原书那样，把养生放在首位。

2016年，我发起成立了医养结合专业委员会，记得在开幕式上我是这么说的：为了你，为了我，为了每一位老人和终将老去的人；不是为了你，不是为了我，为了我们伟大的中华民族，为了我们伟大的中医药学，我们要关心医养结合事业。因为中医学的初衷，就是帮助大家健康长寿。

前一段时间，听一位院士讲课，他说生老病死，是自然规律，每个人从一出生就开始排队走向最后的终点。医生的任务是什么？是要阻止人插队。但是没办法，有人非要插队。这位院士说话很幽默，讲得很好。但是我们要反思，是人非要插队，还是我们医生、医疗的能力有限呢？

有人可能要问：我们普通人学完《黄帝内经》之后，是不是就不会去插队了？甚至排队排得靠后面？可以这么理解，因为《黄帝内经》中《上古天真论篇》给我们总结了长寿的老人都有什么共同点。

《黄帝内经·素问·上古天真论篇》有这么一段："乃问于天

师曰：余闻上古之人，春秋皆度百岁，而动作不衰；今时之人，年半百而动作皆衰者，时世异耶？人将失之耶？岐伯对曰：上古之人，其知道者，法于阴阳，和于术数，食饮有节，起居有常，不妄作劳，故能形与神俱，而尽终其天年，度百岁乃去。"

给大家解释下：

"乃问于天师曰"，《黄帝内经》大部分是以问答的形式写成的，这是黄帝发问，问他的老师天师岐伯，"余闻上古之人"，我听说上古时期的人，上古是什么时候没说，起码比黄帝时代要早得多。"春秋皆度百岁"，春秋，一个春秋就是一岁，有时候我们也说寒暑，一个寒暑就是一岁，"春秋皆度百岁"就是都能活过百岁，不仅是活过百岁，"动作不衰"，还能生活自理，而不是躺在床上靠别人照顾。

我们开医养结合会的时候，有个美国专家说，现在他们提出来的口号或者叫期望值，是希望每个人在人生的最后阶段，麻烦别人的时间平均为半个月，这是一个理想目标。不要一躺三年五年、十年八年，生活无质量，还要连累别人，有时候自己也于心不忍。

"今时之人，年半百而动作皆衰者，时世异耶？人将失之耶？"是说现在的人不一样了，一过五十，动作就不像以前灵活了。这说明黄帝时代的人还不如现在，也不如上古时候，年过半百就不行了，"时世异耶？"是因为时代变了？还是"人将失之耶？"是因为人失去了养生长寿之道呢？

岐伯是怎么回答的呢？"岐伯对曰：上古之人，其知道者"，大家看这个"道"出来了。《黄帝内经》的中心思想高度浓缩为一个字——"道"，这个道是围绕健康、围绕生命的一个道。道有很多含义，这里说的是上古之人为什么能长寿呢？因为懂得养生之道。这个养生之道有很多内容：

"法于阴阳"。"阴阳者，天地之道也"，天地的道就是阴阳，法于阴阳的意思就是遵循自然界时空变化的规律，要遵循，要取法，与天地万物和谐，这个咱们以后会详细讲。

"和于术数"，术数这两个字，专家的理解不一样，有人真的从数字方面来理解，有人则是从具体的养生方法上解释，我个人倾向于术数说的是具体的养生方法，明代著名医家张景岳也说过："术数，修身养性之法。"养生不能是空洞的理论学说，还要有很多具体的方法。

"食饮有节"谈的是饮食问题，我们下面会讲到。

"起居有常"指的是作息规律，我们常说的衣食住行都应该包括在里面。

"不妄作劳"，生命在于运动，但中医强调一个妄字，不能劳作太过，当然也不能太少。

"故能形与神俱"，长寿不仅身体要好，心情也要好，脑子还要好用，精神和形体能和谐同在，而不是早早就痴呆。"尽终其天年，度百岁乃去"，天年的意思就是人类应该能够活到的岁数，是天地、自然赋予人的岁数。当然能不能达到天年，这是另外一码事。天年具体是多少，说法不一，有人说应该是百岁，"度百岁乃去"，是说《黄帝内经》认为天年之数应该是百岁。有的学者认为是115岁，还有人说是120岁，大家没有必要纠结这个事情，但最起码也应该是百岁。

"法于阴阳，和于术数，食饮有节，起居有常，不妄作劳"这

20个字，道尽了长命百岁人的共同点。

《黄帝内经》已经流传了那么多年，应该有无数人了解这个"长寿之谜"，为什么很多人还是没有活得很久呢？因为这个世界疾病无处不在，生命随时可能终结。

《上古天真论篇》中还有一段，是这样说的：

"今时之人不然也，以酒为浆，以妄为常，醉以入房，以欲竭其精，以耗散其真，不知持满，不时御神，务快其心，逆于生乐，起居无节，故半百而衰也。"

为什么现在的人就做不到像远古时代的人，活到百岁还动作不衰呢？"今时之人不然也"，现在的人不一样，"以酒为浆，以妄为常"，以酒为浆就是把酒都当成汤汤水水来喝；以妄为常，生活不规律反而成了常事，不规律的作息成了常态。"醉以入房，以欲竭其精"，喝了酒行房，没完没了，欲望很强，恨不得把精液耗干。"以耗散其真，不知持满"，也不要机械地看"醉以入房"，不管喝酒不喝酒，性生活过度都不好。"不时御神"，不知道怎么样来调御自己的心神，让自己的心做到安静。"务快其心"，想怎么样就怎么样，"逆于生乐"，生乐是生命长久之乐，逆的意思就是逆着来，对着干，"故半百而衰也"。所以现在的人都是年半百而动作皆衰，早衰。

前一段话里有一个关键词："形与神俱"。

形就是身体。可以理解为身体养生，养身。神指的是精神、心理、情绪。可以理解为精神养生，养心。

形与神俱，指的是不仅身体健康，没有大毛病，精神心理也正常。形与神同在，正常地同在，缺一不可。其实就是强调既要重视

"身体养生"又要重视"精神养生"。

形与神俱，二者相辅相成，不可分离，形健神旺是正气充沛、身体健康的标志。

现代人更注重"形"的养护，即"身体养生"，如注重饮食营养搭配，爱健身，还有女孩子护肤保养，这些都是养形。

而对"神"的护养，就是"精神养生"，相对就轻视多了。例如繁忙的工作、熬夜加班、无节制的娱乐，都在损坏"神"。更不用说各种不正确的情绪管理了，如爱生气、急躁、郁闷、悲伤、患得患失等。

我们常听到这样的笑话：你看谁谁谁不抽烟不喝酒，活了60多岁，喝酒不抽烟的70多岁，抽烟不喝酒的80多岁，既抽烟又喝酒的90多岁。

怎么理解这种现象？有些长寿的人，生活习惯并不一定都好，这时我们就要学习很有智慧的一句话了。

《素问·阴阳应象大论篇》说："智者察同，愚者察异。"即无论任何事情，有智慧的人观察大多数现象，没有智慧的人会把注意力放在个别现象上。用句眼下时髦的话，要参考大数据。

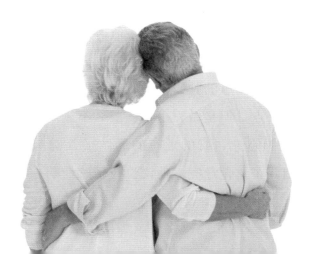

观察长寿现象也一样，有智慧的人，看大多数，这叫"智者察同"。没有智慧的人才会拿个别事件来强调，这叫"愚者察异"。

中医学最伟大的是智慧。智慧在《黄帝内经》里面，有的直接说出来，有的没说出来，让读者自己去悟，叫言外之意。学习经典，更高层次的要求是读出言外之意，也叫读于无字之处。《黄帝内经》的智慧，至今依然可以指导我们的生活，指导我们的医疗。

举个"智者察同"的例子，看如何指导现代的生活，指导现在的医疗。这是一个比较有代表性的例子。

当下肿瘤的发病率越来越高，要不要做放化疗呢？临床上经常出现两种极端的态度，一种态度是必须要做，把一切可能的手段都用上，手术、放疗、化疗，等等。另外一种极端的态度认为，病人做放化疗死得更快！

怎样看待这个问题？就要用《黄帝内经》的"智者察同，愚者察异"来分析。怎样察同察异？比如说，有的肿瘤，没有敏感药，现在的这些放疗、化疗手段的有效率很低，甚至10%、20%都不到，那你想想看了，还要不要做？特别是年龄大一点的患者。这不是说中医、西医哪个好、哪个不好的问题，而是说接诊的那位大夫是否具有大智慧，西医中医都有很有智慧的大夫。

我曾经就某一个肿瘤患者的情况，请教过中华医学会某肿瘤学分会前主委，他是个很有智慧的西医老大夫。他拿着笔画个圈儿，说：放疗就是朝这个圈里的肿瘤靶细胞射击，啪啪啪打子弹，他边说边在上面点几个点，但是做完手术，要么不复发，如果复发呢？他又在圈外开始画点儿，有的近有的远。接着说：唉！癌细胞有可能跳出这个圈儿了。化疗呢？他说没有敏感药啊，就是没有管用的药。

通过这两句话，我就明白了。大家看"智者察同"，同在哪儿？这种病没有敏感药，放化疗的效果不行。所以可以不做，特别是对年龄偏大的患者，做了可能得不偿失。

有位学中医的女学生得了恶性肿瘤。大家给她捐款做化疗，另外一个学生说我们学中医的，为什么要做化疗呢？难道用中医药不行吗？我说同学，你知道这个瘤叫什么瘤吗？她说没怎么听说过，好像叫卵黄囊瘤。我说对，卵黄囊瘤又叫内胚窦瘤，这个病10年前化疗有效率连10%都到不了，那个时候做化疗可能得不偿失，但现在发明了好的化疗药，有效率达到85%以上，那你说要不要做呢？她恍然大悟。

大家看，我举的这个例子是西医治疗的例子，但是按《黄帝内经》这句话，它是一种智慧，察同不能察异，到现在同样有指导价值！

02 如何看待忌口？

食饮有节，食肉则复

我们继续对《素问·上古天真论篇》的"法于阴阳，和于术数，食饮有节，起居有常，不妄作劳"这20个字展开讲解。

下面针对"食饮有节"这句话展开学习和讨论。

行医几十年，经常会思考：人为什么会得病呢？

我总结了5条最常见的原因：

第1条，病从口入；

第2条，不爱运动；

第3条，病由境生，是外在的因素导致的；

第4条，病由心生，源自自己的内心；

第5条，我先不告诉大家，卖个关子，以后会说的。

病从口入，有很多讲究，《黄帝内经》强调的"食饮有节"首先是吃多吃少的问题。《素问·平人气象论篇》说，"人以水谷为本，故人绝水谷则死"。这个很容易理解，人的生命以水谷为根本，所以断绝了水谷，就会死亡。《灵枢·五味论》说，"谷不入，半日则气衰，一日则气少矣"，这个谷要灵活理解，"谷不入"不见得非要吃五谷，而是不吃东西，"半日则气衰，一日则气少"，就是吃得太少身体就不行。

中医认为"脾胃为后天之本"，因为吃的喝的东西，消化以后，脾把它的精华部分送到全身各处，就像物流公司一样，所以叫脾主运化。"有胃气则生，无胃气则死"，很多老中医给人看病时，特别是看一些慢性病、比较重的病，还有面对一些身体素质不是很强的人的病情，尽管这些病看上去和脾胃关系不大，但是，开方的时候一定加上几味顾护脾胃的药，叫重视胃气。儿科大夫更要这样，在治疗小孩发烧、咳嗽、拉肚子的方子里面加炒麦芽、炒莱菔子、炒鸡内金这几味药开胃。顾及中药的苦味，容易伤脾胃，要提前想到保护脾胃，这也叫治未病。

食饮有节，吃太多也不行。

《素问·痹论篇》说："饮食自倍，肠胃乃伤。"消化吸收能力就这么大，一顿饭只能吃那么些，非要成倍地吃，肠胃自然会受到伤害。吃得太多首先伤的是消化系统，但也不只伤到消化系统，还可能带来其他问题。比如《素问·生气通天论篇》就说，"因而饱食，筋脉横解，肠澼为痔"。吃得太饱，经脉扩张，可以发为痔疮，这个肠澼的意思就是大便里带脓血，不光是痔

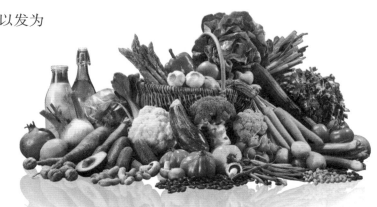

疮，还有可能是胃炎、肠炎。很多年轻人胃炎、胃食管反流很严重，详细问诊可能会发现饮食习惯不好，吃饭太急太饱，特别是晚饭。所以，"饮食自倍，肠胃乃伤"，到现在临床上也是常见现象。

再举一个例子，"因而大饮，则气逆"，喝得太多，则气逆，气往上走，这种情况往往发生在进行重的劳作时，长时间没喝上水，干完活一下子喝太多，本来胃气是以降为顺，这下往上走了。当然，这两个例子是启发大家的思维。经常吃喝太饱，可以表现为打嗝、嗳气，如果做胃镜，一般是浅表性胃炎。打嗝、嗳气，其实也是中医说的气逆表现。

我把吃多吃少总结成食饮有节的最基础的含义：饥饱要有节。但生活中"饥饱没有节"的群体太多了。

第一类群体，想减肥、想保持苗条身材的朋友，不吃饭，这就是饥饱没有节。

本来减肥，首先是能量平衡问题，少吃多动才是对的。

但是怎么个少吃法就有讲究了。正常应该是饮食均衡，一天三顿饭都要吃，但不要吃饱，吃个七八成饱，甚至六七成饱，甚至五成饱，就可以了。不能忽饥忽饱，有人每天晚上不吃饭，有人几天坚持不吃饭，这样都会带来很多问题。

有一种病叫神经性厌食症，就是由于不爱吃饭，时间久了，真的是看见饭、想起饭都恶心，就不想吃饭了，山珍海味放在跟前，也勾不起食欲。这时确实达到减肥目的了，但都是骨瘦如柴，造成营养不良，对于女孩子还可能带来严重的内分泌失调问题，如月经不调、怀孕困难，即使受孕，有的也保不住胎儿，后续带来一系列的问题。

第二类群体，熬夜群体。

爱熬夜的群体，特别是年轻人，晚上聊天、刷抖音、看电视剧，睡得很晚，这会带来很多问题。单说饮食方面，前一晚熬夜，第二天早上起得匆匆忙忙，就养成一个不吃早饭的习惯，导致胃肠功能不好。还有一种病——胆囊息肉越来越高发，和长期饮食不规律，特别是不吃早餐有关。

食饮有节的另一个含义：寒热要有节。

吃的东西，寒温也要适中。《灵枢·师传》说："食饮者，热无灼灼，寒无沧沧。寒温中适，故气将持，及不致邪僻也。""热无灼灼"，吃的喝的东西不要过热，"寒无沧沧"，沧的意思就是寒，"寒温中适"，中适就是适中，"故气将持"，气很平和，"及不致邪僻也"，僻是比较奇怪的病——就不会得一些比较奇怪的病，这是寒热的问题。

我们要开阔思维，不仅是饥饱、寒热要有节，喜欢过咸、过甜、过辣等饮食，甚至有饮食偏嗜的朋友都要注意和改变习惯了。

当然，食饮有节，还可以理解为根据节气、节日、季节的变化来调整饮食。《吕氏春秋》中讲："食能以时，身必无灾。"四季不同，节气不同，饮食自然也应有所差异。以立春时节为例，生菜、萝卜丝、韭菜等，用薄饼卷而食之，谓之春饼。把萝卜、芹菜等摆在盘子里互相馈赠，称为春盘。没有春盘，哪怕啃萝卜也可以，反正都可以叫"咬春"。其含义主要是两个：其一，春天万物生发，勃勃生机，吃五辛以发五脏之气；其二，咬春可以"却春困"，就是缓解春困的意思。

关于病从口入，《灵枢·五色》还提到"食不洁"的话题。联系现在，一种新的疾病发病越来越多，就是胃幽门螺旋杆菌感染，也是胃癌发生的原因之一。有人注意到，广东地区有个习惯，吃饭前，要用开水涮涮碗盘和筷子，结果那里的人幽门螺旋杆菌阳性率还真的低一些。

关于吃喝，想再跟大家聊两个话题：

第一个是食复。

什么叫"食复"呢？病本来已经好了，因为饮食的问题又导致复发，中医叫食复。《素问·热论篇》说："热病已愈，时有所遗者，何也？"一个人得了热性病已经好了，但是为什么有时还会有点儿缠绵，还会复发？岐伯说，"诸遗者，热甚而强食之，故有所遗也"，因为这个热象还没有完全去掉的时候，"而强食之"，不应该吃这么多东西的时候而强食，故有所遗也。"若此者"，像这样一些问题，"皆病已衰而热有所藏"，病势已经明显衰减了但是体内还有点热，"因其谷气相薄"，薄就是迫的意思，逼迫的迫，"两热相合，故有所遗也"，两热，一个是指病的热气，一个是指谷气的热气，这两个热相合，病老是治不彻底。

张仲景的《伤寒论》最后一条专门提到了食复问题，"病人脉已解，而日暮微烦"，号脉挺好，基本没问题了，但是突然又有一些不舒服，举的例子叫"日暮微烦"，黄昏的时候心里有点烦。大家记住，学经典还是这样，不见得非要有这个表现，反正是有点不舒服了。"以病新差"，这个"差"通"瘥"，就是病愈的意思，这个病刚刚好，"人强与谷"，有可能是两方面，病人自己非要多吃，或可能是家人要他多吃。"脾胃气尚弱，不能消谷，故令微烦"，这个时候脾胃之气还没有完全恢复，"不能消谷"，不像正常的时候消化吸收能力强，运化功能强，"故令微烦"，所以会导致心烦那样的小毛病。"损谷则愈"，这时首先要"损谷"，就是不要吃那么多，特别是外感伤寒，病自然就痊愈了。

第二个是忌口，就是吃东西有什么注意事项。中医有个习惯，开了中药以后会交代患者一些注意事项，除了药怎么熬，还包括生活中饮食注意什么。

张仲景的《金匮要略》有两篇专门讲忌口，一个是"禽兽鱼虫"，吃鱼吃肉有什么忌口；一个是"果实菜谷"，吃水果蔬菜五谷杂粮有什么禁忌。《伤寒论》的第一张方子"桂枝汤"方后注里边有很多注意事项，就包括忌口的问题，喝中药要"禁生冷"，即生的、凉的东西要少吃；"黏滑、肉面"，黏的、滑的，肉、面这些不太好消化吸收的要少吃；"五辛"，像韭菜，这也要开阔思维，不见得非要搞清楚是哪五辛，凡辛辣的都要少吃；"酒酪、臭恶等物"，不要喝酒，更不要吃变质的东西。喝桂枝汤的同时禁这六大类，"生冷、黏滑、肉面、五辛、酒酪、臭恶等物"，在以后说到别的方子的时候，会发现张仲景好几次说到"忌口如常法"，即是指这六大类。喝其他方子的时候要忌口，但是为了行文简洁，不再啰唆一遍，而是说"忌口如常法"，常，正常的常，是指和喝桂枝汤时一样的禁忌。

张仲景说了忌口如常法，就是指常规的方法。既然有常法，还应该有变法。

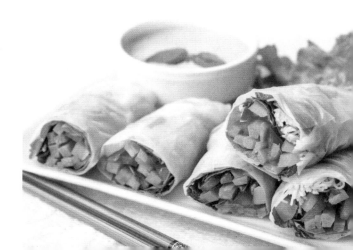

我曾经指导一个学生的毕业论文，就是写中医的忌口。中医的忌口大家要客观理性看待，古代文献中的忌口，有些受时代所限，现在来看不见得都是正确的。但《黄帝内经》的理念能够开阔我们的思维，非常重要。

所以，我提出一个概念叫"辨证忌口"。

"辨证忌口"，热病，自然而然要少吃热性的东西；阳虚，自然而然要少吃凉性的东西，这也是《黄帝内经》说的"用寒远寒，用热远热"，这就叫辨证忌口。还有"辨病忌口"，什么病应该少吃什么，现在看来，辨证、辨病加上喝桂枝汤要求的忌口，都是应该重视的。

我们在交代病人忌口的时候，要有个度，不是一点不能吃。

03 古人就讲究营养平衡

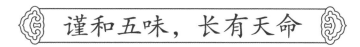
谨和五味，长有天命

"食饮有节"，含义很多，还包括营养平衡。

讲到营养平衡，可能大家知道一张图，叫"中国居民平衡膳食宝塔"，就是将我们每天吃的东西按照比例画成宝塔状，总共有5层，最下面一层，是主食谷薯类及杂豆；往上第二层是蔬菜和水果；再往上第三层是动物性的食物；再往上第四层，是奶类和豆类及坚果；最上面一层，即宝塔的塔尖，是油盐糖。

中国居民平衡膳食宝塔中，每一类食物每天推荐食用多大量都说得非常详细，不知道大家能不能做得到，我反正是做不到。

记得很多年前，我和一

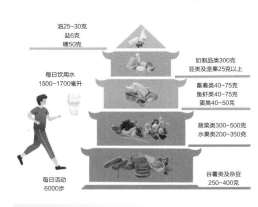

油25~30克
盐6克
糖50克

奶制品类300克
豆类及坚果25克以上

每日饮用水
1500~1700毫升

畜禽类40~75克
鱼虾类40~75克
蛋类40~50克

蔬菜类300~500克
水果类200~350克

每日活动
6000步

谷薯类及杂豆
250~400克

中国居民平衡膳食宝塔

个营养学家朋友吃饭，吃涮羊肉。我印象最深的是，他刚动筷子吃了没几口就停下了，再劝他吃，他说我今天的多少克肉已经吃够了，多一筷子也不吃了。我当时都愣住了，心想也不能那么刻板吧。

古老的《黄帝内经》也强调营养平衡，《素问·藏气法时论篇》说："五谷为养，五果为助，五畜为益，五菜为充。气味合而服之，以补精益气。"这算是一个饮食平衡的指导纲领了。

这句话说到四大类，五谷、五果、五畜、五菜，如果和刚才的平衡膳食宝塔比，可能就少一个奶类。可以看出，古人已经有了明确的平衡膳食的思想，中医学是个"模糊医学"，我们不能苛求古人过于细化，但这个思想难能可贵，而事实上我们也很难人人做到像这个平衡膳食宝塔要求的那样精准吧。

《素问·生气通天论篇》有这么一段话："是故谨和五味，骨正筋柔，气血以流，腠理以密，如是则骨气以精。谨道如法，长有天命。"

"是故谨和五味"，"是故"就是"所以、因此"，"五味"是指饮食物的五种滋味，即酸、苦、甘、辛、咸。"谨和"，要调整使得比例恰当，不要饮食偏嗜。

"谨和五味"有什么好处呢？可以"骨正筋柔，气血以流，腠理以密"，即筋骨好。"骨正"，可以理解为比较坚固；"筋柔"，筋要柔一些，俗话说"筋长一寸，寿延十年"嘛。

"气血以流"，气血流通畅快。"腠理以密"，腠理是指皮肤和肌肉结合的部位，腠理开合要有度，该密则密，要紧致而不能过于稀松，过于稀松，人就容易受外邪，特别是容易受到风邪侵扰。

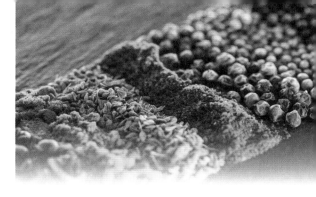

中医还有一个"营卫之气"。这是一对，营在血脉里头，卫在血脉外头。卫气的功能是什么呢？"所以温分肉、充皮肤、肥腠理、司开合者也"，卫气的功能就是卫外，"肥腠理"即能充盈并增强腠理的功能，"司开合"，应该开的时候开，该合的时候合。人热量充足了，喝了热粥、白开水该出汗，腠理要开，该闭上要闭上，特别是遇到外面风寒之邪的时候，才能防止外邪侵入。

"如是则骨气以精"。怎么解释"骨气以精"？不少《黄帝内经》的研究者，是这么解释的：肾主骨，肝主筋，肺主气，心主血，骨、筋、气、血分别代表的是肾、肝、肺、心，所以前面说过的"骨正筋柔，气血以流"，实际上说的是肾、肝、肺、心的问题，腠理说的是脾。中医理论，脾主肉，脾的功能好了，则腠理开合有度，且比较密致，这样的话，五脏就都提到了。

我个人认为还有第二种解释，"骨气以精"是指人体的各个部位在"谨和五味"的情况下，都很健康，功能很正常，很强壮，所以"骨气以精"可以反过来理解叫"以精骨气"，"精"可以做动词讲，营养滋润的意思。因为我们的饮食五味搭配合理，就更能营养我们身体的有形的部位，比如说骨，无形的部分比如说气，全身有形无形的部分都可以得到营养滋润。这样也可以解释得通，而且前后逻辑比较通顺。

接下来这句话很重要，"谨道如法，长有天命"，大家谨慎地按照这个道"谨和五味"来吃来喝，寿命就可以长久。这里的道可以做动词讲，意为实践，即"如法谨道"，按照"谨和五味"的法则谨慎实践，生命就会长久，也就是长寿。

《黄帝内经》整本书从头到尾贯穿了一个"道"字，我们现在讨论的实际上是"饮食之道"。

如果做不到"谨道如法"会怎样呢？《灵枢·九针论》说："口嗜而欲食之，不可多也。"特别嗜爱、喜欢吃某一类东西可以理解，但是"不可多也"，不能吃太多，不能走极端，否则"必自裁也"，给自己找麻烦，吃出毛病来。

"五谷为养，五果为助，五畜为益，五菜为充。气味合而服之，以补精益气"，其中，"气味合而服之，以补精益气"，气味一般是指四气五味，四气是说食物和药物的寒热温凉，五味是酸苦甘辛咸。但这里明显是说谷、果、肉、菜等搭配在一起，"合"就是搭配合理的意思，可以增补人体的精气，换句话说，就是补充人体的营养。

《黄帝内经》说的五谷、五果、五畜、五菜具体是哪5种？有人学中医时，喜欢背这些东西，我觉得意义不大，为什么呢？它只是一个大体的概念，而且《黄帝内经》，它本身是一本论文集，前后说的五谷、五果、五畜、五菜未必都一样。学中医要背原文，但是要把好钢用在刀刃上，有些是可背可不背，有些就没有必要背，而是要宏观地去理解其含义和用心。

关于偏食，《素问·生气通天论篇》有句名言："高粱之变，足生大丁。"

"高"通"膏"，是指肥甘厚味的食物；"粱"指精细的粮食。

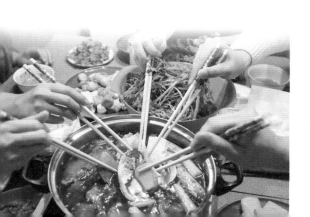

"足生大丁"，有两种解释，第一种意思，"足"是"足足可以"，让人身上起痈肿疮毒、痛疗之类的病变，一般是这么解释：吃得太油腻精美，容易上火，容易有毒气，身上会出现一些火热的症状表现。

第二种意思是脚上生"大丁"，出现了问题。如糖尿病有一种比较严重的并发症叫糖尿病足，糖尿病足会有局部皮肤颜色的改变，会发麻，疼痛，直至坏死，有些患者最后需要截肢。古人因为大吃大喝，导致糖尿病患者出现糖尿病足，我想也是可能的。所以这两种解释并不矛盾，两种解释可以并存，这样学习《黄帝内经》有很多好处，只要文字上解释得通，又符合现实情况，就可以二说并存。

如果做不到"谨和五味"，过于偏食或嗜食某一类东西，自然会带来不好的后果。

《素问·生气通天论篇》说：

"阴之所生，本在五味；阴之五宫，伤在五味。是故味过于酸，肝气以津，脾气乃绝。味过于咸，大骨气劳，短肌，心气抑。味过于甘，心气喘满，色黑，肾气不衡。味过于苦，脾气不濡，胃气乃厚。味过于辛，筋脉沮弛，精神乃殃。"

"阴之所生，本在五味；阴之五宫，伤在五味"，人体的脏腑，相比而言六腑属于阳，五脏属于阴，所以说"阴之所生"是指的五脏，五脏的功能维持正常，"本在五味"，离不开饮食五味的滋养。但是，水能载舟，亦能覆舟，"阴之五宫，伤在五味"，宫就是宫殿的意思。吃的喝的还可以伤着"五宫"，肝心脾肺肾在这里被比喻成宫殿。我们中国中医科学院有位老先生，我几年不见他或隔一两年去看他的时候，问他身体怎样，他都说五脏大殿没毛病。《黄帝内经》把"五宫"称为宫殿，是相对于六腑而言的，凸显了五脏比六腑更重要。

中医思维蕴含辩证法，五脏的功能离不开饮食的营养，但是吃喝不当也会伤到五脏大殿。"是故味过于酸，肝气以津，脾气乃绝"，酸的食物吃得太多，"肝气以津"，而津的意思是溢出来了，就像池子里的水太多就会溢出来，指肝气太旺、太盛，肝属于木，酸也属于木，酸入肝，肝气太旺，导致木克土，土是脾，所以说"脾气乃绝"，肝气旺会伤到脾胃。

以此类推，"味过于咸"，咸味儿食物吃得太多，"大骨气劳，短肌，心气抑"，咸入肾，肾主骨，所以"大骨气劳"；"短肌"是什么意思，大部分学者认为是肌肉萎缩；"心气抑"，肾是属于水的，心是属于火的，水克火，也叫水上凌心，所以说会导致心气抑郁。

"味过于甘，心气喘满，色黑，肾气不衡"，甘味入的是脾脏。我们记五行的时候，木火土金水，永远这么背，如果你背金木水火土也可以，但是我不建议这样。木火土金水，木是第一位的，春天属于肝，春天是木生发的时候，是每年循环的开始，我们就从这儿开始。往下每一个和它对应的都这么背，比如说木火土金水对应的五脏是肝心脾肺肾，五味是酸苦甘辛咸。还有五色、五体、五方等。甘入脾，甘味东西吃太多，过腻，滞缓上焦，导致心气喘满；甘属于土，土克水，土盛则水病，表现为黑色见于外而肾气不衡于内，什么意思？是由于土克水导致肾气虚衰，面色会发黑，黑色对应的是肾。

类别	五行				
	木	火	土	金	水
五季	春	夏	长夏	秋	冬
五方	东	南	中央	西	北
五气	风	暑	湿	燥	寒
五化	生	长	化	收	藏
五色	青	赤	黄	白	黑
五味	酸	苦	甘	辛	咸

　　"味过于苦，脾气不濡，胃气乃厚"，苦入心，苦味食物吃太多，心阳会受伤，心属火，火生土，则脾失所养，"不濡"就是不能濡养，"脾气不濡"则胃气留滞，所以"胃气乃厚"，这个厚不是好事。《伤寒论》里有个"脾约证"，是便秘的一种，指脾虚津少，肠液枯燥以致大便艰涩难出。其病机高度浓缩为四个字叫"胃强脾弱"，有种中成药叫麻子仁丸就能治疗该证，胃气挺强、挺厚，但脾气运化能力太弱，可以导致便秘，脾约的大体意思就是胃强脾弱。

　　"味过于辛，筋脉沮弛，精神乃殃"，辛味入肺，辛味太过则肺气乘肝，乘肝就是金克木，肺属金，肝属木。肝又主筋，金克木以后，筋脉败坏而弛缓，"精神乃殃"，"殃"的意思就是终结。"殃"通"央"，西汉时期长安城有个未央宫，即取其长久不衰、永远没有终结的时候的意思。

　　这只是举个例子，言外之意是启发我们，五味之物，任何一类都不能吃太多，否则容易导致脏腑功能失常。

　　结合现实，很多病都是吃出来的，比如痛风，脚趾、脚踝疼，是因为含高嘌呤的东西吃太多，假如饮食习惯不改变，用中药、西药把尿酸降下来后还会升上去，关节还会疼。当然有人尿酸高关节也可以不疼，叫高尿酸血症。有西医专家称之为血液中的"小刀"，血液中那么多小刀，破坏大血管、小血管和全身的脏器，但没感觉，这更吓人。我曾见过妈妈带着儿子来看病，尿酸700多，妈妈一边掉泪，一边说孩子馋嘴，不忍心不让孩子吃。

有的人偏爱喝酒，酒精依赖。家属为让他戒酒，将其送到精神病院去，出院后还是不行。还有的给送出国去，去的那个国家没有酒，起码没有白酒，还是不行。还有个别人都得食道癌了，仍然一天至少喝两顿，严重的酒精依赖。

养生难在哪里？难在知道但做不到。很多人都知道过食不好，就是做不到少吃。所以，最好的医生是自己，有一定道理。凡是饮食习惯不好的朋友，要好好反思，如果想"形与神俱，而尽终其天年，度百岁乃去"，从现在开始就要改变不良的饮食习惯。

04 你会正确穿衣吗?

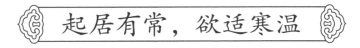

起居有常，欲适寒温

我们继续讲"法于阴阳，和于术数，食饮有节，起居有常，不妄作劳"中的"起居有常"。

起居有常就是起卧作息等日常生活有一定的规律，常就是规律。

《黄帝内经》强调起居有常，在其他篇章也明确提出反对起居没有规律性，也就是说没有常。《黄帝内经》强调过三次，一是反对"起居无节"，没有节制；二是反对"起居不时"，不按正常的时间，不按作息规律；三是反对"起居如惊"，比如早起匆匆忙忙上班，一点都不从容，多么形象！

清代名医张隐庵说过，"起居有常，养其神也……不妄作劳，养其精也。夫神气去，形独居，人乃死。能调养其神气，故能与形俱存，而尽终其天年"，强调了起居有常是调养神气的重要法则。神气在人体中具有重要作用，它是对人体生命活动的总概括。人们若能起居有常，合理作息，就能保养神气，精力充沛，生命力旺盛，面色红润光泽，目光炯炯，神采奕奕。反之，若起居无常，不能合乎自然规律和人体常度来安排作息，天长日久则神气衰败，就会出现精神萎靡，生命力衰退，面色不华，目光呆滞无神。

起居就是起居养生，通俗地讲就是衣食住行。食的问题前面已经讨论过了，我们接下来就谈衣住行的问题。

《黄帝内经·灵枢·师传》说，"食饮衣服，亦欲适寒温"，饮食穿衣都要寒温适中。"寒无凄怆，暑无出汗"，凉的话不要感觉到太冷太凉，热不要热到出汗的程度，应该是身体有点发温，这就是寒温适度的问题。寒温适中以后有什么好处呢？"寒温中适，故气将持，乃不致邪僻也"，正气能够保持，就不会导致一些杂病、怪病，不致引起外邪侵入。

《素问》有一篇叫《痿论篇》，说身体很多地方可以痿，有一种叫肉痿，肌肉松弛、软弱甚至肌肉萎缩。一个人为什么会得肉痿呢？说"居处相湿"，即住的地方太潮了，"肌肉濡渍"，湿气都进到肌肉里面去了，"痹而不仁，发为肉痿"，痹就是不通，不仁呢，就是麻木了，"故《下经》曰：肉痿者，得之湿地也"。《下经》可能是当时的一本书，说肉痿就是因为住的地方湿气太重导致的，这句话串起来是这么说的，"居处相湿，肌肉濡渍，痹而不

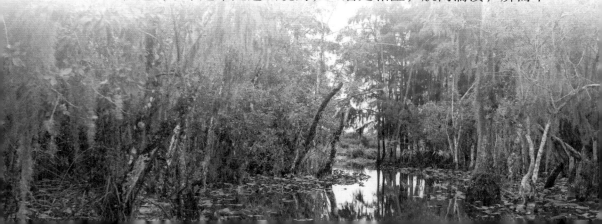

仁，发为肉痿。故《下经》曰：肉痿者，得之湿地也"。

穿衣方面，说了一些病因和注意事项，反过来其还可以作为缓解病情的一种方法，比如对于得了热证的人，应该穿凉快一点的衣服，不能穿太厚，寒证的病人自然应该穿厚一点，《素问·刺热论篇》说："诸治热病，以饮之寒水，乃刺之，必寒衣之，居止寒处，身寒而止也。"得了热病的人喝的水要稍微凉点，穿衣也要凉爽一些，住的地方也要凉快一些，此时"身寒而止也"，是指寒就有助于热病的痊愈。

还有些病，需要发汗，那应该怎么做呢？穿得厚一些。《灵枢·痈疽》这么说，"强饮厚衣，坐于釜上，令汗出至足已"，强饮，不想喝也要多喝，多喝温热的白开水或者粥，"坐于釜上"，釜是古代的一种锅，虽未明说，言外之意，釜下面有加热的，要稍微温热，让病人发汗，程度是"令汗出至足已"，出汗到脚心，即脚心要出汗。

可见，"起居有常"既可以运用于病因学，也可以帮助治疗，当然首先是养生要注意什么。

张仲景的《伤寒论》把怕冷怕热作为一个诊断标准，就是将穿衣服的多少，是真想穿还是想脱，作为一种诊断的手段，"病人身大热，反欲得近衣者，热在皮肤，寒在骨髓也；身大寒，反不欲近衣者，寒在皮肤，热在骨髓也"。从里到外感觉很热，但是又愿意多穿衣服多盖被子，这说明什么问题？"热在皮肤，寒在骨髓"，骨髓就是指身体的内部，不是真正的骨髓，意思是病人身大热只是热在表面，是"真寒假热"，本质是寒。"身大寒，反不欲近衣者"，一个人说怕冷，但是给他衣服他不穿，盖被子更不盖，这叫

"寒在皮肤，热在骨髓"，是"真热假寒"，愿意不愿意穿衣服，愿意不愿意多盖被子，可以作为一种疾病诊断的试金石了。

1988年，我跟我们中国中医科学院的一位老中医学习，他擅长治疗两类病，一类是热性病，以发烧为主要表现的疾病，一类是妇科病，我们单位离俄罗斯大使馆很近，俄罗斯驻华使馆男的女的都经常来找他看病。俄罗斯的女性到冬天都穿裙子，不穿毛裤，常见我们这个老中医训这些女性，说寒从脚上起，你不得病谁得病，你月经不调是很容易理解的。这些年，不仅是冬天穿裙子的问题了，为了美连露脐装也越来越多，这同样容易受寒，引起方方面面的一些问题。

我看过一篇论文。广东一个博士生随机调查了452名妇科病患者，调查她们穿衣服的习惯，结果发现，习惯穿短衣、短裤、紧身衣裤和暴露比较多的露脐装、无领子装等的占到82%。

那究竟要怎么正确穿衣呢？四时变化，各不相同。

《素问·金匮真言论篇》说："东风生于春，病在肝，俞在颈项；南风生于夏，病在心，俞在胸胁；西风生于秋，病在肺，俞在肩背；北风生于冬，病在肾，俞在腰股；中央为土，病在脾，俞在脊。"

春季多东风，对应的是肝，如果受风，往往伤在人体的上部，这个俞通腧，一般指穴位，这里说的是大体部位。以此类推，夏天多南风，夏季应心，南方之气主于前，所以说俞在胸胁。秋季西风起，对应的是肺，肺居上焦，附近肩背，所以说俞在肩背。冬季多北风，对应的为肾，腰为肾之府，与股相近，所以说俞在腰股。中央为土，对应的是脾，脊柱居人体之中，所以说俞在脊。

《礼记·月令》记载："立春之日，天子亲率三公九卿诸侯大夫，以迎春于东郊。"立春要到东郊去迎候春，立夏到南郊迎候夏，立秋到西郊迎候秋，立冬到北郊迎候冬。人们用风向来判断季节从哪里来，立春偏东风到来，立夏的标志之一就是南风起，立秋凉风至，风向开始改为西偏北，到了冬天，就是凛冽的北风怒吼了。

最后说下儿童穿衣的原则。

中医有句名言，"若要小儿安，三分饥与寒"，小孩不能吃太饱，也不能穿太厚，不能捂着。那些经常反复闹感冒、扁桃体发炎的孩子多半正好相反。一般都是隔辈亲，爷爷奶奶、姥姥姥爷带的多，担心孩子吃不好，追着喂，穿衣也是，捂了又捂。这样的孩子容易有内热，爱闹病，一闹病，更加要多穿衣服了，如此造成恶性循环。有经验的中医，看孩子的舌苔就知道怎么回事。这样的孩子多半舌尖很红，有肺热，大便干，像羊屎球一样。要把习惯改过来，不要吃那么多，不能穿太厚，特别是孩子天性爱动，当他跑来跑去的时候，更要少穿，等不跑了，再穿上一些，但总是不要捂着为好。

当然，"起居有常"延展开来，还包括睡觉的枕头、床垫是不是合适，软硬度、高低都有可能影响到我们的颈椎、腰椎，枕头不合适可以引起落枕，床垫太软引起腰椎病。另外，看电视、看电脑的姿势是否合适也都要注意，比如经常躺在沙发上看电视，

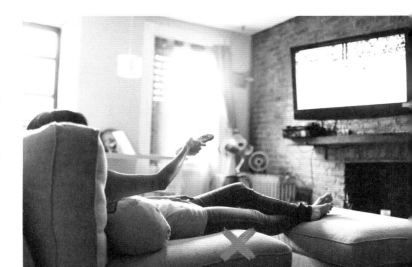

也会引起胸椎、腰椎、颈椎的一系列问题。

《黄帝内经》强调的起居养生，起居有常，直到现在都有启发意义。要与时俱进，穿住行都要对健康有帮助，而不是有损害。比如说空调，古代是没有空调的，中医说的伤寒顾名思义就是被寒邪所伤，在有空调以前，一般是发生于冬季。有了空调以后，大量的空调伤寒证出现，7、8月份很热的时候，空调开得太冷，寒邪侵入人体导致伤寒，这样的伤寒我们叫它空调伤寒，尽管是炎热的夏季，有可能发烧不出汗，身上疼、头疼、关节疼、肌肉疼。广义的空调病不仅仅是空调伤寒，还包括由吹空调引发的女性月经不调，以及其他不舒服症状，如乏力、嗓子疼、嗓子干、流鼻涕、颈椎问题等等，这些病症统称为空调病。空调病的预防自然而然要注意起居问题，这个起居，包括家里、办公室、公共场所，以及车内等，开空调的温度是否很低，都要注意。

05 究竟是动好还是静好？

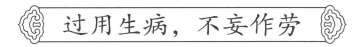

过用生病，不妄作劳

前面我总结过人为什么会得病，总结了5条。第1条，病从口入；第2条，不爱运动；第3条，病由境生，来自外在的因素；第4条，病由心生，来自自己的内心、情绪、压力等；第5条，暂时保密。

不爱运动，就是懒，能站着不走，能坐着不站着，能躺着不坐着。懒能懒出什么问题呢？常见的如肥胖症、高血脂、脂肪肝、血糖偏高，甚至发展到糖尿病、便秘，还有女性多囊卵巢综合征，症状是月经越来越少，体形也越来越胖。

那是不是动得越多身体越好呢？

《素问·上古天真论篇》20个字里面有一个词"不妄作劳"似乎有不同意见。妄，是妄想的妄。关于这个字，大家想到的恐怕就没什么好词儿，比如说胆大妄为、妄想、狂妄。这个妄可以翻译成乱，不妄作劳，意思就是不要乱劳。

那问题来了：动好还是静好？

有人因为这个展开争论，赞成动好的说生命在于运动，"流水不腐，户枢不蠹"。赞成静好的说长寿的以动物为例，乌龟、仙鹤长寿，都是不爱动的，所以有个成语叫"龟鹤遐寿"。豹子、狮子爱动，跑得还快，但是都短命。

《黄帝内经》为什么特别强调不妄作劳？

首先要区分一下，这个劳和动是不是一码事。劳动劳动，大家可能没有认真考虑过劳和动有什么区别。

在《黄帝内经》其他篇章里，说到劳的时候，《灵枢·阴阳二十五人》说："劳心，少力，多忧劳于事。"劳心劳神，体力不强，经常被事务困扰，烦心事比较多。《素问·上古天真论篇》也提到："嗜欲不能劳其目。"目，眼睛，眼睛也可以过劳，我们以此类推，身体几乎任何部位都可以劳得太过。

说明这个劳包括了动，但是不限于动。还有个成语叫费舌劳唇，嘴唇老动，舌头老动，说话太多也累。

《素问·宣明五气篇》："久视伤血，久卧伤气，久坐伤肉，久立伤骨，久行伤筋，是谓五劳所伤。"这是《黄帝内经》非常著名的金句名段。

"久视伤血"，眼睛老看一个东西，不怎么休息，伤血。因为"肝开窍于目"，而"肝受血而能视"，所以久视伤（肝）血。少上网、不久视，就是养肝。

"久卧伤气"，一天到晚躺着不动，会损伤气机。过度卧床，易使肺缺乏新鲜空气的调节，肺的机能不强健，而肺主一身之气，所以人体的"气"由此受伤；好多久卧在床的人，容易出现皮肤干燥瘙痒、大便不畅，就是伤了肺气。而肺主皮毛，肺与大肠相表里，导致上述状况出现。

"久坐伤肉"，坐的时间太长，损伤肌肉。长时间坐，不活动，周身气血运行缓慢，可使肌肉松弛无力；而"动则不衰"，动则气血可周流全身，使得全身肌肉尤其四肢肌肉得养。脾主肌，所以，久坐伤（脾）肉。

"久立伤骨"，站的时间太长，对骨头不好。肾主骨，骨头的问题，归肾主管。久立伤腰肾，肾藏精，而精生髓，髓为骨之液，可以养骨，所以久立会损伤人体骨骼的功能。

"久行伤筋"，走的时间太长，伤筋。久行使膝关节过度疲倦，而膝为筋之府，所以说久行伤筋。

"是谓五劳所伤"，就是五种过度的劳作会造成的损害。

我们必须理解"久"的含义，"久"指时间长，长久，永久，可以引申为"过度"的意思。中医学认为做什么事情都要量力而行，不能过度，超出自己的承受范围，就会产生不良的后果。

所以，"不妄作劳"不仅仅是指形体的活动，也包括身体各个看得见的部位和看不见的心和神，都不可过度劳作。

究竟怎样才算是"不妄作劳"呢？

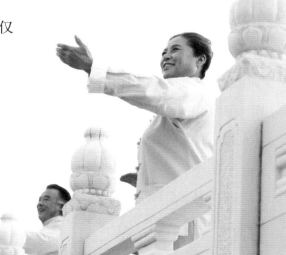

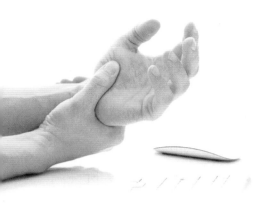

这还要和《黄帝内经》另外一句名言结合起来理解。在《素问·经脉别论篇》中有一句话，"生病起于过用，此为常也"，一个人为什么会得病？用得太多，这是一个很常见的现象。

"生病起于过用"，我们举例说劳动，形体运动太多未必是好事。《素问·举痛论篇》说"劳则气耗""劳则喘息汗出，外内皆越，故气耗矣"。劳动、运动过度，喘息汗出，气喘吁吁出很多汗，"外内皆越"指身体的内外阳气都要往外发越，"故气耗矣"，所以就伤气。

刚才说"久卧伤气"，这里说"劳则气耗"。所以我说对中医经典里的有些话要灵活地辩证地看，久卧也可以伤气，久劳也可以伤气。

以此类推，身体任何一个部位，劳作太过都有可能带来问题。

拿鼠标时间太长，不懂得适当休息，往往引起腕关节问题，如腱鞘炎。看计算机屏幕总是保持某一个姿势，容易引起颈椎问题。现在人人离不开手机，看手机太多，眼睛得不到休息，眼睛疼，流泪，久之可以引起干眼症，视力疲劳。手机离太近，看得太久，与甲状腺问题的发生也有一定关联性，包括甲状腺肿大、甲状腺结节、甲状腺炎症。

总结成一句话就是：使用身体要注意"用而不过"。就是要用，但是不能过头。

也许你又会问：怎么样才算使用过头了呢？有没有标准呢？

《素问·上古天真论篇》有段话，也很经典，"是以志闲而少欲，心安而不惧，形劳而不倦，气从以顺"，这段话以后我们还会详细讲，本节先重点说"形劳而不倦"。

倦，疲倦的倦，不管做什么运动，过后不感到特别疲倦，不会长时间缓解不过来，就叫"形劳而不倦"。以此类推，身体其他部位都会"生病起于过用"。要养成良好的习惯，经常用眼的话，用一会儿，就要休息一会儿，进行眼睛的保健。做做颈椎保健操，能缓解肩膀、脖子疲倦。具体的小方法、小技巧，会在技巧篇详细讲解。

所以不妄作劳、用而不过的标准是劳而不倦。以不感觉疲倦，不感到心累，精神、身体各个地方不感到乏累为标准。

唐朝药王孙思邈说过一句话："养性之道，常欲小劳。"这个养性的性，在这儿应该理解为性命，养性之道就是养命之道、养生之道，和那个两性关系的性是两码事。"养性之道，常欲小劳"，养生之道经常要小小地劳作，小小地运动，就像现在提倡的大家都特别熟悉的那句话：生命在于运动。

人的确要动。有个词儿叫"用进废退"，最早是法国博物学家拉马克提出的。意思就是，身体的很多部位不用它就会不断退化，用它才能保持好的功能，衰退得就慢一些。身体的器官部位，包括看不到的、无形的心、神，也一定要动要用，不用就会退化、衰老。

怎么动？孙思邈在"养性之道，常

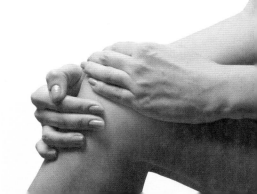

欲小劳"的下面又来了一句，"但莫大疲及强所不能堪耳"，完整句子就是"养性之道，常欲小劳，但莫大疲及强所不能堪耳"。

"但莫大疲"，不要太过于疲劳；"及强所不能堪耳"，不能做力所不能及的事情。很多人年纪大了不服老，总是说类似"我年轻那会儿可是运动健将""我身体什么毛病都没有"的话，然后就去做一些高强度、力所不能及的运动，这很可能会引发问题。特别是在长时间没做这个运动的情况下还要去做，那就更有可能引发问题。

《黄帝内经》"不妄作劳"这句话是智慧，它提醒我们：不劳不好，用进废退；过劳不好，要用而不过和劳而不倦。

06 过度安逸，太懒也会得病

食杂不劳，导引按跷

前面我们讲了不妄作劳，有人自然会想，既然如此，那我就少动好了。工作要找清闲一点的，四体不勤，躺在沙发和床上看手机，安静少动，懒于用脑。看起来好像"神仙"般的日子，很逍遥，其实过度安逸的状态一样有问题。

长时间贪图安逸，可导致气血化生不足，运行不畅，脾胃功能减弱，出现食少乏力、精神不振、肢体软弱等症状。严重者身体免疫力降低，人体功能下降，甚至智力减退，继发各种疾病。

既然身心不可过劳，但也不可过逸，那该怎么做到合理的劳逸结合呢？

咱们的祖先很有智慧，发明了一种动静结合的健身方法。

《素问·异法方宜论篇》记载："中央者，其地平以湿，天地所以生万物也众。其民食杂而不劳，故其病多痿厥寒热。其治宜导引按跷（通"跻"），故导引按跷者，亦从中央出也。"

在《素问·异法方宜论篇》里，整个国土分成了东西南北中五大块，由于自然环境的差异和生活条件不同，各地居民的体质、病证和病因也随之而不同。

东方地区气候温和，是出产鱼和盐的地方，人们过多地吃盐，会耗伤血液。西方地区多山和旷野，人们发病大都属于内伤类疾病。北方地区地势较高，人们喜好游牧生活，吃的是牛羊乳汁，因此内脏受寒，易生胀满的疾病。南方地区地势低下，水土薄弱，人们喜欢吃酸类和腐类的食品，易发生筋脉拘急、麻木不仁等疾病。

"中央者，其地平以湿"，中央主要是平原，不仅平整而且湿度比较大，地理条件比较好。因此"天地所以生万物也众"，自然界给百姓提供的各种各样的物质就丰富多样，"其民食杂而不劳"，杂就是指吃的东西太丰富了，生活太优越，而且"不劳"，不爱动。

所以中央这个地方的人多得什么病呢？"多痿厥寒热"。"痿"，老不动，身体很多部位就会萎缩。"厥"是冷和热，手脚四肢或者冷或者热，冷的话叫寒厥，热的话叫热厥，所以后边寒热两个字是修饰厥的。

怎么治疗呢？"其治宜导引按跷"，有两种办法，"故导引按跷者，亦从中央出也"，导引按跷这两种治疗的办法是中央地区发明的。

或许你会问：中央地区指的是哪里呢？在我看来，物质发达的今天，我们每个地方几乎都达到了中央地区的富裕程度，自然"痿"和"厥"现象就普遍了。所以，我们应该重点讨论《黄帝内经》诸多治疗方法中的导引按跷法。

先说按跷。按是提手旁加一个安字，意思是用手给你按摩。

现在大家去查按摩这个词，就会发现含义比较狭隘。什么叫按摩呢？很多人理解为用手来回摩擦揉捏或敲打身体表面部分的动作。实际在古代，按摩不仅是用手。

跷，足字旁，一个尧舜的尧字。按是手字旁，跷是足字旁，说明古人按摩不仅仅是用手，还可以用脚。现在很多养生馆、美容院有一种按摩疗法——踩背，适合身体肌肉比较厚、用手来按摩力量达不到的深部。所以说按跷就是古人的按摩疗法。

我们再看导引。

导引这个词最早见于《庄子·刻意篇》："吹呴呼吸，吐故纳新，熊经鸟伸，为寿而已矣。此道引之士，养形之人，彭祖寿考者之所好也。"

呴，嘘气，"吹呴呼吸"是指吐纳呼吸，吐故纳新。"熊经鸟伸"，模仿熊和鸟的动作，都是"为寿而已"，为了长寿。"此道引之士，养形之人，彭祖寿考者之所好也。"道引即导引，道引之士就是导引的人、养形的人，道引之士向传说中活了800岁的彭祖学习长寿方法。

历代学者对导引概念的理解不一样，晋代李颐在注释《庄子》的时候，解释导引是"导气令和，引体令柔"。导是锻炼呼吸的，引是锻炼身体的，引体令柔，一定把身体活动开，变得柔和。唐代王冰在注释《黄帝内经》的时候说导引"谓摇筋骨，动肢节"，就是指活动筋骨和关节。

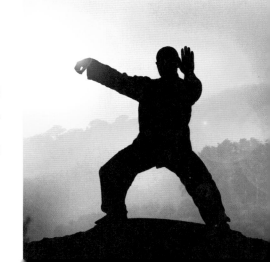

导引是在中医理论指导下，以肢体运动为主，配合呼吸吐纳和精神调节，动静结合健身养生的一类方法。导引是自我动静结合的，是主动的。按跷是被动的，是依赖别人做推拿保健。

导引按跷，动静结合，听起来很复杂，其实，古人早就告诉我们如何做到了。

有人认为气功也是导引。尽管可以说气功和导引属于一大类，但还是有区别的。

气功有动功有静功，如果身体不怎么动，没有太大的、明显的动作，它不应该属于导引。刚才说了，导引类似于现在的健身操，活动四肢关节，但是它又不仅仅是健身操，还要调呼吸。就像气功一样讲究"三调"，活动四肢关节叫调身，锻炼呼吸吐纳叫调息，全身心贯注叫调心。所以我个人认为身体不怎么动或是动作几乎忽略不计的不能算导引。

建议大家去趟湖南博物院，那儿有长沙马王堆汉墓出土的很多国宝级的文物，里面有《五十二病方》。《五十二病方》成书的时代比《黄帝内经》还早。但是为什么知名度和受追捧的程度远远不如《黄帝内经》呢？因为它只有简单的52个小方子，不像《黄帝内经》这么有智慧，不如《黄帝内经》伟大。

马王堆汉墓出土的文物还有导引图，即绘在丝帛上的汉代体操，画面很漂亮，有各种动作。

《黄帝内经》记载的导引和按摩可以治疗什么病呢？举两个例子。

导引可以用于治疗息积。

《素问·奇病论篇》说："帝曰：病胁下满气逆，二三岁不

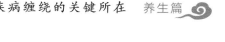

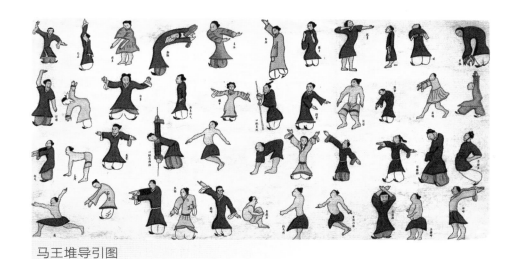

马王堆导引图

已。是为何病？"胁下就是两边肋骨下，满就是胀，气逆，往上顶，二三岁不已，两三年都不好，这是什么病呢？岐伯说"病名曰息积"，这个病叫息积，这是古代的中医病名。古代的有些病名和现在的病不能对号入座。"此不妨于食"，不妨碍吃饭，"不可灸刺"，不能扎针，不能艾灸，"积为导引服药"，息积这个病怎么办？导引服药，要导引要吃药。后边儿又说了一句，"药不能独治也"，单纯吃药效果不行，要配合导引。

再看看按摩治疗疾病的例子。

《灵枢·九针论》说："筋脉不通，病生于不仁，治之以按摩醪药。"不仁就是麻木、没太大感觉。用按摩的办法治疗。醪药有两种含义，醪是酒，醪药可以理解成药酒，用药泡的酒，也可以理解成酒加药物疗法。

现在的按摩有医疗按摩，用来治病的，有保健按摩，就是放松肌肉和关节的。导引一般作为健身用，也有很多好处，以下举几个例子：

科研人员研究发现，太极拳、八段锦、易筋经可以防治骨质疏松。这些方法非常方便，随处可做。

另外，科研人员用八组姿势的导引法做了一个实验，发现对膝关节不好的朋友效果不错，明显缓解膝关节不适的症状，恢复膝关节功能，提高生活质量。

导引还可以防治椎间盘突出症，椎间盘突出也是很痛苦的，犯了以后躺在床上不能动。导引功法还可以改善睡眠。

我们还可以从名字来判断这些导引功法的作用，比如八段锦。我有一个研究生专门研究八段锦，他经过考证认为古人把八段锦分为两种，有坐式的，坐着练习，有立式的，站着练习。年纪大的或者身体不好的人，立式八段锦做起来有困难，坐着也可以锻炼，睡觉前起床后在床上也可以做，这叫坐式八段锦，现在比较流行的是立式八段锦。

八段锦，有八大部分，我们通过这八段的名称来看八段锦怎么做、有什么好处。

第一段"两手托天理三焦"，上中下三焦，人体的三大段，三焦都调理了。

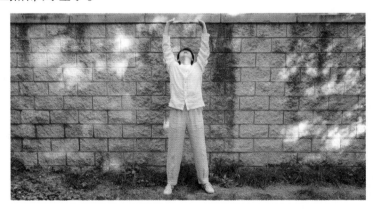

第二段"左右开弓似射雕"，往左开弓往右开弓，左和右也是一对阴阳，左右协调，同时还锻炼眼睛，射雕的时候一定是目不转睛的。

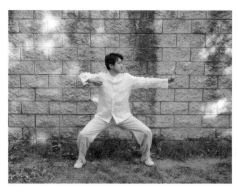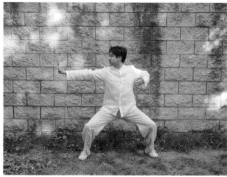

第三段"调理脾胃须单举"，脾胃者，后天之本，单举调理脾胃。

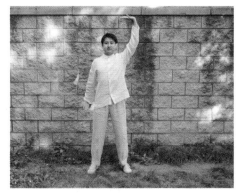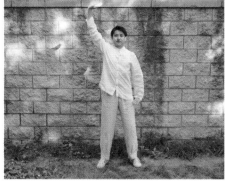

第四段"五劳七伤往后瞧"，五劳，即以前说过的五劳所伤，久视伤血，久卧伤气，久坐伤肉，久立伤骨，久行伤筋。七伤，是指七情伤五脏。七情是喜、怒、忧、思、悲、恐、惊。喜伤心，怒伤肝，悲忧伤肺，思伤脾，惊恐伤肾。"五劳七伤"指身体素质不是太强，"往后瞧"这个动作可以调理体质，让五劳七伤的朋友增强体质。

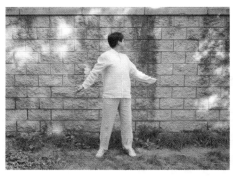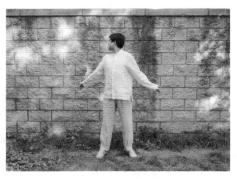

第五段"摇头摆尾去心火"，有人爱着急，心火旺。这个动作可以缓解心火。

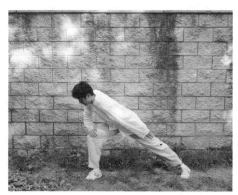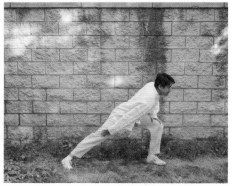

第六段"两手攀足固肾腰"，肾为先天之本，这个动作补肾强肾。

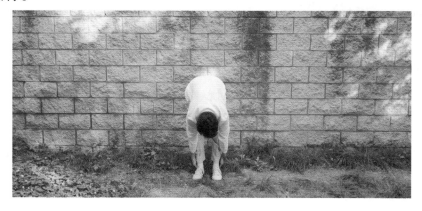

第七段"攒拳怒目增气力"，这个动作帮助补气，增加力量。

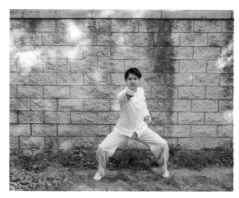
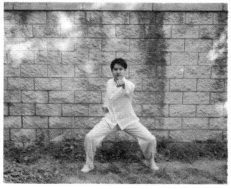

第八段"背后七颠百病消"，做"七颠"这个动作，能帮助慢性病患者逐渐康复。

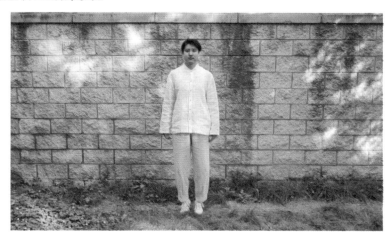

刚才说的像八段锦这样的导引功法随处可做。打太极拳的地方要稍微大点儿，像立式八段锦，有个2米宽的地方就可以做。我的学生喜欢八段锦，出差时在火车两节车厢连接的地方都能做。

除了前面介绍的导引治疗方法外，《黄帝内经》中涉及的中医治疗方法有很多，再给大家介绍几种。

《灵枢·病传》说"导引行气，乔摩、灸、熨、刺、蓺、饮药"，"乔"这儿写的是大乔小乔的"乔"，但实际上这个"乔"和"导引按跷者"的"跷"是相通的，一个意思。"灸"是艾灸。"熨"是把热的东西或者药渣子等包在布里放在身上熨，叫熨法。"刺"是扎针。"爇"念ruò，意思是燃烧，有人考证说可能是火针。火针是一种特殊的扎针疗法，把针灸针用火烧一下，非常快地扎下去，还感觉不到疼就拔出来了，这叫火针，治疗很多病有独特的优势。"饮药"，即服用药物。

还有，《素问·玉机真藏论篇》说了三个办法，"当此之时，可按、可药、可浴"，可以按摩，可以服药，可以浴。浴的概念可能是温泉疗法，可能是药浴，也可能就是洗热水澡。

扫码观看八段锦示范视频

（演练者：李家晗，中医学博士研究生，硕士导师为张雪亮研究员，

硕士毕业论文为《八段锦的历史源流与养生原理研究》。）

07 男欢女爱的注意事项

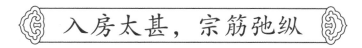

入房太甚，宗筋弛纵

关于"不妄作劳"，我们讲了不可劳动太过，讲了身体很多地方都不能过用，包括五劳所伤等。

"不妄作劳"，还包括男女房事方面，也不可过度。

学习经典的窍门——质疑，就是要前后对比、上下文对比，尽量找出作者的本意。

比如"不妄作劳"。

首先通过上下文对比，我们会发现"不妄作劳"还有不可劳动太过之外的含义。

《素问·上古天真论篇》："上古之人，其知道者，法于阴阳，和于术数，食饮有节，起居有常，不妄作劳，故能形与神俱，而尽终其天年，度百岁乃去。今时之人不然也，以酒为浆，以妄为常，醉以入房，以欲竭其精，以耗散其真，不知持满，不时御神，务快其心，逆于生乐，起居无节，故半百而衰也。"

"上古之人，其知道者，法于阴阳，和于术数"是总的原则。"食饮有节，起居有常，不妄作劳"是具体的办法。"故能形与神俱，而尽终其天年，度百岁乃去"是达到的目的。

这是说的上古之人的养生之道，而现在的人对着来、反着来，"今时之人不然也，以酒为浆"。这个时候大家就要对比了，"以酒为浆"，对着上面的上古之人的"食饮有节"，上古之人食饮有节，现在的人以酒为浆。

"以妄为常"对应的是上边儿的"起居有常"。

下一句"醉以入房"对应的是"不妄作劳"。所以，通过上下文对比我们就会发现，"不妄作劳"在《黄帝内经》里首先不是说的劳和动，是说的房劳。古人"不妄作劳"，不会房事过度。今人不一样，今人"醉以入房"，"以欲竭其精，以耗散其真，不知持满"，很形象的表达，欲望无穷无尽。

"不妄作劳"，《素问·上古天真论篇》的原意应该是——房劳。

我们中国人是含蓄的民族，谈性生活总是有一些害羞。其实，我们可以大方地谈。按照老祖宗的传统文化，房事是一件大事。聊房事的经典《洞玄子》说，"人之所上，莫过房欲"，人类最高级的欲望，莫过于男欢女爱。

但是我们在男欢女爱方面经常有两个误区。

一是及时行乐，忘乎所以，没有节制。在开放社会，随着经济的发达、人与人之间关系的演变，男欢女爱似乎也变得更加随意，恋人、夫妻之间如此，甚至还有一些不道德的性生活，如性交易、一夜情等。

二是注重养生，小心谨慎，过度克制。有人没有好好理解养生的本意，错误地认为行房会导致身体被"掏空"，健康受损容易生病。甚至还有人迷信行房会导致运势不好，所以克制自己，甚至还存在越来越多的无性婚姻。

那《黄帝内经》究竟是怎么谈"房劳"的呢？

首先，男女性生活是无可非议、天经地义的。《素问·至真要大论篇》说"男女构精，以成人形"，男女性生活最重要的目的是传宗接代。说明从《黄帝内经》时代就强调对性生活要"节而不禁"，禁欲容易闹毛病，是不对的。

适度的性生活对健康有利，比如促进乳房血液循环，减少乳腺疾病如乳腺增生等；缓解压力、帮助睡眠；增强心肺功能；男女雄激素和雌激素都有所提高，从而延缓衰老；保护男性前列腺；等等。

但任何事物都是两方面的，《黄帝内经》又强调男女房事要有节制，也就是"不妄作劳"的本意。

东晋时期著名医学家葛洪，关于房事"节而不禁"说得更直白。葛洪是道家，也是医学家，既然是道家就要研究养生之道，既然是医学家就要研究治病救人。所以他分别写了两本书，研究

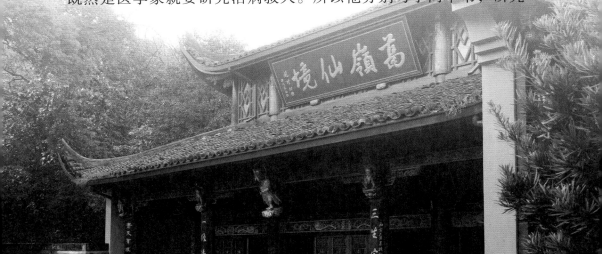

养生，写了《抱朴子》，研究治病救人，写了《肘后方》。当代药学家屠呦呦教授发现青蒿素，获得诺贝尔奖，就是受了葛洪《肘后方》的启发。

葛洪在《抱朴子·释滞》中谈到房事时这么说："人复不可都绝阴阳，阴阳不交，则坐致壅阏之病，故幽闭怨旷，多病而不寿也；任情肆意，又损年命。唯有得其节宣之和，可以不损。"

"人复不可都绝阴阳"，人不能断绝阴阳，阴代表女人，阳代表男人。女不能无男，男不能无女。

"阴阳不交，则坐致壅阏之病"，假如男无女、女无男，男女没有正常的性生活，就会得壅阏之病，壅、阏是一个意思，壅就是壅满不通，阏是郁闭。

"故幽闭怨旷，多病而不寿也"，所以会得幽闭，自闭症。怨，怨妇。旷是寂寞无聊，时间长了会"多病而不寿"，容易得各种疾病，也不容易长寿。

以上是指的男女不可禁欲。

但葛洪又说了，"任情肆意，又损年命"，假如纵欲，任情肆意，又会损伤人的性命，使人短寿。

这是指的另一个方面，男女要节欲。

最后葛洪总结，"唯有得其节宣之和，可以不损"。节宣，节就是要有节制，宣呢，宣达、调畅，要有一定的性生活。

临床有个规律，青年女性容易得乳腺病和月经不调、白带增多，小伙子容易得无菌性前列腺炎。但是一旦有正常的性生活，有可能不用看医生，自然而然就痊愈。因为之前没有性生活，是"禁"。

我们强调节而不禁，禁是不对的。这是"不妄作劳"的第一层含义。

第二层含义，反对房劳过度。

《素问·痿论篇》说，"入房太甚，宗筋弛纵，发为筋痿，及为白淫"。

"宗筋弛纵"，宗筋是三阴三阳之所聚，《素问·厥论篇》说的"前阴者，宗筋之所聚"，汇合于前阴部，所以叫宗筋。宗筋在这里应该是生殖器的代称。

"宗筋弛纵，发为筋痿"，"筋痿"是什么？咱们参照《黄帝内经》的其他论述看看。

《灵枢·经筋》说，"经筋之病，寒则反折筋急，热则筋弛纵不收，阴痿不用"，经筋受寒，筋急像拘挛抽筋的感觉。太热了筋弛纵不收，像物理学说的热胀冷缩一样。"阴痿不用"，《黄帝内经》没有阳痿这个词，有四个地方提到了阴痿，其中《素问·五常政大论篇》说"阴痿，气大衰而不起不用"，说得很明白，不能勃起，所以叫不起、不用。充分说明了"筋痿"即"阴痿"，其实就是阳痿，因为发病部位在阴处，所以叫阴痿，后世把男人的生殖器叫阳物，所以又叫阳痿。

"入房太甚，宗筋弛纵，发为筋痿"，房劳过度，首先可以引起阳痿。同样，也会引起早泄。"及为白淫"，什么叫白淫？明代医学家马莳注解："在男为滑精，在女子为白带。"男性性生活过度可以导致遗精、滑精，女性可以导致带下多，白带或者黄带，还可能阴痒、有异味等。

房劳过度不好，酒后房劳过度更不好。

《素问·厥论篇》说"此人必数醉，若饱以入房，气聚于脾中不得散，酒气与谷气相薄，热盛于中，故热遍于身，内热而溺赤也"。

"数"，不是一次两次，经常吃饱喝醉后行房事，这时"气聚于脾中不得散"，吃下去的水谷大鱼大肉，称为谷气，散不了，酒气和谷气"相薄"，混合在一起，"热盛于中"，体内有热，小便会发红、黄，颜色深。

为什么喝酒后容易房事过度呢？《灵枢·论勇》说得很形象："酒者，水谷之精，熟谷之液也。其气慓悍。"

"熟谷之液"，酒是水谷发酵出来的液体，气比较慓悍，"其入于胃中，则胃胀"，喝了酒吃不下饭，胃胀，"气上逆满于胸中"，气还会往上顶。"肝浮胆横，当是之时，固比于勇士"，肝胆之气都起来了，感觉和勇士可有一比。喝了酒爱逞能啊！这就是俗话常说的酒能乱性。

《灵枢·论勇》这句话表明，喝酒更容易房事过度。言外之意是说不可逞强，不可过度，不见得是非要喝了酒才不要性生活过度，而是要想到它的启发意义。

《素问·厥论篇》说"酒入于胃，则络脉满而经脉虚"。经络，经是大的脉，络是细小的脉，相对来说经脉更重要，络脉满经脉虚，说明乘酒纵欲容易伤身损命。

关于房事，孙思邈《千金要方》说了很多注意事项，包括气候、节气、七情、劳伤，得病以后应该注意什么，环境怎样注意宜忌，就是注意适宜和忌讳的地方。

行房有技巧，叫"房中术"。《黄帝内经》中的"七损八益"就是"房中术"。

《素问·阴阳应象大论篇》这么描述："帝曰：调此二者，奈何？"二者，指阴阳。黄帝问：怎么调摄阴阳？"岐伯曰：能知七损八益，则二者可调，不知用此，则早衰之节也。"懂得七损八益就能调和阴阳，"不知用此，则早衰之节也"，不懂七损八益就会早早衰老。

关于"七损八益"的含义历来有争议。1973年长沙马王堆汉墓出土了很多书简，从此以后争议几乎就没了。因为出土的医书《天下至道谈》明确说了"七损八益"是房事时候七种不好的习惯、八种有益的行为。

七损——七种有害的做法：

一曰闭：阴部疼痛，不能射精；

二曰泄：虚汗淋漓，精气走泄；

三曰竭：纵欲无度，气血耗竭，过于频繁肯定于身心不利；

四曰弗：阳痿不举或者举而不坚，勉强行房；

五曰烦：心中烦乱；

六曰绝：一方不欲，强行交合；

七曰费：急速图快，虚耗其精。

这七种做法对人体有危害。

八益——八种有益的做法：

一曰治气：先行导引，气血通畅；

二曰致沫：漱咽口中津液，提肛导气，使气导至前阴，阴液不断产生；

三曰知时：互相爱抚，情深意浓，产生强烈情欲再行房事；

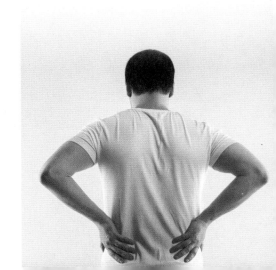

四曰畜气：放松脊背，提肛敛气；

五曰和沫：切忌粗暴，轻柔舒缓，使阴部分泌物增多；

六曰积气：适度交合，勿太过不及，以积蓄精气；

七曰待盈：结束前，静待不动，配合吐纳运气，使精气充盈，安静休息，以待恢复；

八曰定倾：结束以后双方都要使精神体力迅速恢复常态，以防损阳损阴。

08 房事过度，五脏伤三

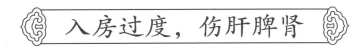

入房过度，伤肝脾肾

关于房劳，相信很多人不以为意。还有很多年轻人会贪恋那种愉悦感，认为自己身强力壮，吃吃补品，休息几天就可以，完全不把健康当回事。

房劳过度，肾虚的朋友往往会腰酸、四肢发冷、畏寒，甚至还会水肿，或注意力不能集中，做事效率降低，记忆力减退，头晕、耳鸣，免疫力降低，而且脱发，白发多，看起来苍老，意志低迷。

人有五脏六腑，假如房劳过度会伤及什么脏腑呢？

房劳过度的伤害，我用八个字来概括——轻者伤脾，重伤肝肾。假如身体素质还可以，房劳过度不是太严重，一般来说首先伤的是脾；房劳过度到了一定程度，则会伤到肝脏和肾脏。

首先，我们说轻者伤脾。

《黄帝内经》说，喝了酒以后去行房，酒能让人淫乱。《灵

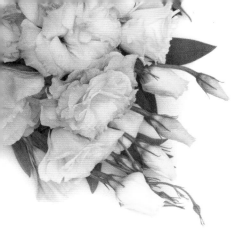

枢·邪气藏府病形》说，"若醉入房，汗出当风，则伤脾"。实际上"汗出当风"这句话有没有都可以，即使没有汗出当风，房劳过度也会伤脾。

伤脾以后最常见的表现是什么？《素问·示从容论篇》说，"四肢懈堕，此脾精之不行也"。脾精就是脾的营养物质，"脾气散精，上归于肺，通调水道，下输膀胱。水精四布，五经并行"，脾的功能弱了，就做不到水精四布、五经并行，所以叫脾精之不行，也就是说脾虚，运化功能差了。

脾虚表现为四肢懈堕，胳膊腿儿懈堕，就是松懈乏力。《灵枢·本神》中说得更明白，"脾气虚则四肢不用"。因为脾主肉，脾主四肢。《灵枢·本藏》说"脾应肉"，《灵枢·九针论》有个"五主"，五脏所主，"心主脉，肺主皮，肝主筋，脾主肌，肾主骨"，脾主肌肉，所以脾气虚以后最常见的表现就是四肢乏力。

健康的性生活应该是心身愉悦，不感觉过于疲乏，即使有些疲乏也能很快恢复。假如性生活以后，两三天都歇不过来，明显感到腿脚累、腿肚子酸乏，乏力是最常见的，特别是四肢乏力，这就是伤脾了，但还没有到伤肝肾的地步。

除了乏力以外，脾气虚还会有其他表现。

因为脾主运化，是后天之本，所以消化方面可能受影响，如肚子胀、食欲差，饭后胀得明显，神疲，精神状态差。有的时候，男的可能力不从心，一次房事以后很长时间都不想这事儿，少气懒言，不爱说话，气跟不上。舌淡苔白，这是最常见的脾气虚表现。

脾气虚进一步发展会导致脾阳虚，会出现一些怕冷的表现，比如肚子隐隐疼，喜温喜按，喜欢用热的东西焐着，用手揉按会感觉舒服。"形寒"，就是身上冷。"四肢不温"，就是手脚发凉。小便一般是短少的，大便往往偏稀、黏腻，脸色稍微发白，舌苔白滑。

如果真的伤了脾怎么办？

最常见的健脾中药有白术、茯苓、山药、莲子。有个名方叫四君子汤，用来治疗脾气虚，参术苓草，人参或者党参或者太子参、白术、茯苓、甘草，这叫四君子汤。

治疗脾阳虚还有个名方叫理中汤，因为脾属于中焦。四君子是参术苓草，脾阳虚则是用参术姜草。人参或者党参或者太子参、白术、干姜、炙甘草，用到干姜，因为干姜是热性的，阳虚要用热性的东西。

做不到不妄作劳，房事过度程度更严重就不是伤脾的问题了，重则伤肝肾。

《灵枢·邪气藏府病形》说，"若入房过度，汗出浴水，则伤肾"，这儿说"入房过度"，前面说到脾的时候只是说"若醉入房"，大家看，上下句用语不一样，上句伤脾仅仅是说"若醉入房"，这儿说伤肾是"入房过度"，比"若醉入房"更频繁。"汗出浴水"，出汗，冲个澡，这话可有可无，不要受这四个字的约束。

性生活过度容易伤肾。《素问·六

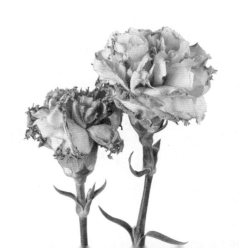

节藏象论篇》说，"肾者，主蛰，封藏之本，精之处也"，肾就像冬天的动物一样，是封藏之本，要善于养和藏。精之处也，肾主藏精，房劳过度自然就会伤到肾。

《素问·灵兰秘典论篇》认为："肾者，作强之官，伎巧出焉。"而《素问·逆调论篇》说："肾者水也，而生于骨，肾不生，则髓不能满。"肾主骨，肾强则骨壮，故称为作强之官。肾主骨生髓，而脑为髓海，肾强则髓满，脑髓满则智慧多，故说"伎巧出焉"。无论是体力还是脑力，都和肾的功能密切相关。

入房过度，男性伤肾，女性会伤什么呢？

《素问·腹中论篇》说，"若醉入房中，气竭肝伤，故月事衰少不来也"。明显说的是女性，月事衰少不来，月经少，几个月不来，甚至闭经。

原因是什么？性生活过于频繁，导致气竭肝伤。月经稀少甚至闭经，说明是卵巢功能衰退，自然衰老得也会比别人早。

男性偏于伤肾，女性偏于伤肝，因为男人重精，肾藏精，女人重血，肝藏血。

《素问·调经论篇》说"肝藏血"，明确说肝是藏血的器官。《素问·五藏生成篇》说，"故人卧血归于肝，肝受血而能视，足受血而能步，掌受血而能握，指受血而能摄"，人睡觉以后血流归于肝，因为肝开窍于目，肝脏受到血液的滋养，所以说"肝受血而能视"，眼睛有神。"足受血而能步"，双脚、下肢有血液的营养，才能健步如飞。"掌受血而能握"，手掌血供丰富才能正常去握东西。"指受血而能摄"，十指末梢血液循环良好，才能够正常去拿捏东西。

　　这几句对仗的话，言外之意是全身无论是四肢百骸还是五脏六腑都需要血液的正常濡养。

　　假如肝血亏，不仅影响到月经，还会有其他表现。比如"肝主筋"，所以肝血亏四肢可能麻木、抽筋，关节肌肉可能发紧。有个名词叫"不安腿综合征"，又叫不宁腿，中老年人多见。躺到床上腿脚怎么放都不行，不舒服。中医看来一般都是肝血亏虚。

　　张仲景有个名方芍药甘草汤，就两味药，一味酸味的，一味甘味的，酸的是白芍，甘的是炙甘草，酸甘化阴，专门用于治疗肝血亏导致的抽筋和痉挛。

　　肝，其华在爪，根据指甲可以看出肝血亏不亏，肝血亏以后指甲往往容易变脆，容易裂。肝开窍于目，肝血亏眼睛视物模糊，眼花，视力减退。

　　补肝血的方子，最有名气的叫四物汤，四味药归地芎芍，当

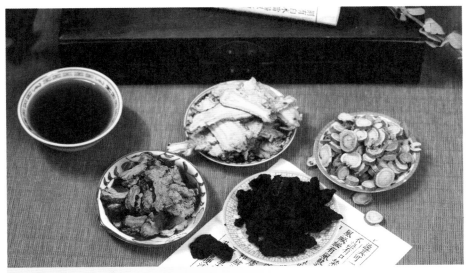

四物汤

归、熟地、川芎、白芍，用于治疗肝血亏虚。

为什么把肝肾放在一起讲？

中医有个理论叫肝肾同源，肝和肾密切相关。《素问·五运行大论篇》说，"北方生寒，寒生水，水生咸，咸生肾，肾生骨髓，髓生肝"。北方对应的是寒，对应水，在五味中对应咸，在五脏里对应肾，肾又主骨生髓。髓生肝是什么意思？就是水生木，肾主水，肝属木，髓生肝叫水生木。揭示了肝肾两脏之间互相联系互相影响。后世医家归纳为肝肾同源，又叫精血同源，精和血同出一个源头，可以互相转化。肾精亏也会导致肝血亏，肝血亏也会导致肾精亏。

《素问·示从容论篇》结合上面说的伤脾、伤肝、伤肾，说"肝虚、肾虚、脾虚，皆令人体重烦冤"。大家看，还是有规律的，无论是肝虚、肾虚还是脾虚，都可以让人"体重"，就是乏力、累。对"烦冤"的解释有些争议，一般认为是心烦意乱还有胸闷。

总之，轻的脾虚和重的肝肾虚，最常见的表现是"体重"即乏力，轻则四肢乏力，重则腰酸腿疼、膝关节不舒服、头晕头重甚至迈不开步。

09 意淫手淫也可作病

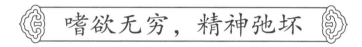

嗜欲无穷，精神弛坏

不妄作劳里面的房劳，引用《黄帝内经》的一段话，即《素问·痿论篇》的"入房太甚，宗筋弛纵，发为筋痿，及为白淫"是说房劳太过会导致男子阳痿、遗精、滑精，女子会引起妇科病。

看到这里，也许大家会想，如果不做身体上的行为，想入非非一下总不会出问题吧？

还有一种现象，就是手淫，对处于青春期的孩子和成人来说都很常见，是不是也有问题呢？

本节课就专门针对意淫、手淫看《黄帝内经》怎么说。

《素问·痿论篇》中，在"入房太甚，宗筋弛纵，发为筋痿，及为白淫"的前面还有几句，"思想无穷，所愿不得，意淫于外"，意思是说老去想关于异性的话题，"所愿不得"，喜欢的人又得不到，"意淫于外"，老是意淫，没有实际的性生活，把喜欢的人作为意淫的对象。

这句话后面接的"入房太甚，宗筋弛纵，发为筋痿，及为白淫"，才谈到实实在在的房劳问题，前面只是意淫。两句连起来的意思是意淫加上房劳过度，更易发生阳痿、早泄、遗精，女性则易发生妇科问题。

实际生活之中确实也是这样，意淫多伴有手淫。手淫这个话题也是大家（特别是年轻人）关注度比较高的话题。手淫又叫自慰，是指个体用手或者借助其他工具来满足自身性欲的行为。

《红楼梦》第十二回"王熙凤毒设相思局，贾天祥正照风月鉴"里，贾瑞单相思看上王熙凤，原文说"他（贾瑞）二十来岁的人，尚未娶亲，迩来想着凤姐，未免有那指头告了消乏等事"。二十来岁还没结婚，最近老想着凤姐，想得厉害，所以就难免用"指头告了消乏等事"，就是手淫。

频繁手淫、意淫导致贾瑞身体每况愈下，越来越虚弱。"百般请医疗治，诸如肉桂、附子、鳖甲、麦冬、玉竹等药，吃了有几十斤下去，也不见个动静"。不断地换着大夫看，吃很多补药，有补肾阳的附子、肉桂，补阴的鳖甲、麦冬、玉竹。补肾阴、补肾阳全考虑到了，竟然吃了几十斤药也不见效。因为他没有控制意淫的行为，吃再多药也没用。

后来有个道士送了他一个"风月宝鉴"，鉴就是古代的镜子，以铜镜比较多见，有正反两面，道士告诉他千万不能照正面，因为正面是他单相思的凤姐。

道士送镜子的时候告诉他，这个风月宝鉴"专治邪思妄动之症，有济世保生之功"，不要看正面，但他一看反面就害怕，因为反面是个骷髅。所以他没听话，三番五次地照正面，看了正面，就进去和凤姐云雨一番，遗精，如此三四次，每回要遗精好几次，因而加重了病情，身体越来越差，最后一命呜呼。

道士本来是想用骷髅治疗他的单相思，治疗他的意淫、手淫，这是有道理的，是道家的一个治疗方法。佛家也有类似的修法叫"作白骨想"，意思是如果老单相思美女、帅哥，就把他们想成一堆白骨，无论是丑是俊，都是一堆白骨，如果老这么想，就很有可能把意淫、手淫的习惯改正过来，就不会像《黄帝内经》说的"思想无穷，所愿不得"，"所愿不得"，就不会有这个愿望了。

明代张景岳曾说，意淫、手淫的现象"虽非房事之节，而私情系恋，思想无穷"，虽然不是真正的性生活，但是私情系恋，心里边有个小秘密，老是单相思，思想无穷，久之会导致"相火妄动"，肾里的虚火妄动，妄动就会伤阴耗精，导致一些毛病，比如早衰。

关于手淫，有人做过调查，大学生里有手淫行为的男生大约80%，女生大约25%，理工专业最高，艺术专业最低。医学院校也调查过500人，63.5%的人有手淫行为。手淫不仅是未婚小伙子、姑娘有，已婚人士也会有。因为在手淫过程中会伴有一些幻想，幻想和异性接吻、拥抱、做爱，会给当事人带来强烈的愉悦感，所以手淫会成瘾。

手淫究竟有害还是有益呢？

可以说，适度的手淫无损健康，频繁的手淫有害身体。研究证明，年轻男性适度手淫可有效缓解青春期的性紧张、性冲动，还能有效舒缓学习压力。

什么叫适度？什么叫过度呢？有专家认为年轻的小伙子平均四天或者更长时间发生一次手淫，一般来说叫轻微的手淫，平均三天或者更短时间发生一次即为频繁手淫。女生每周手淫平均次数低于一次为轻微手淫，每周平均次数大于两次就可以叫频繁手淫。

过度手淫会带来各种各样的问题，男女常见的共同问题，如意志消沉、精神萎靡、记忆力减退、注意力不集中、理解力下降、失眠多梦、耳鸣心慌，这些表现在中医看来就是比较典型的肾虚表现。

过度手淫后，男的会有一些男性特有的问题，如前列腺炎、精囊炎、尿道炎、精索静脉曲张等。不舒服的感觉是下腹和会阴部潮湿发凉、后腰部酸痛、睾丸坠痛、尿频、尿急、尿液混浊。有时男性生殖器官还可能受伤，包皮和包皮系带裂伤可导致出血，偶尔也见过报道有阴茎骨折的情况。

除了以上说的这些，还会带来心理问题。不少青少年在体验手淫的快感以后，往往有后悔、自责和罪过感等不良心理，羞于见人，从而导致心理人格偏差，比如抑郁、自卑、自闭、性格内向等。

青春期孩子的家长，要正确引导孩子手淫行为。家长和孩子无话不谈的，可以敞开聊聊其危害；不好意思说的，可以找些科普资料有意无意地放在家里，让孩子自己发现去学习。

意淫、手淫带来的心理问题在中医最常见的是"肝郁"，精神抑郁、不舒畅、不痛快、有压力。特别是结婚以后对性生活恐惧，越是怕阳痿、早泄，越有可能出问题。

《灵枢·本神》说，"恐惧而不解则伤精，精伤则骨酸痿厥，精时自下"。"恐惧而不解"就是心理有压力，久而久之容易伤

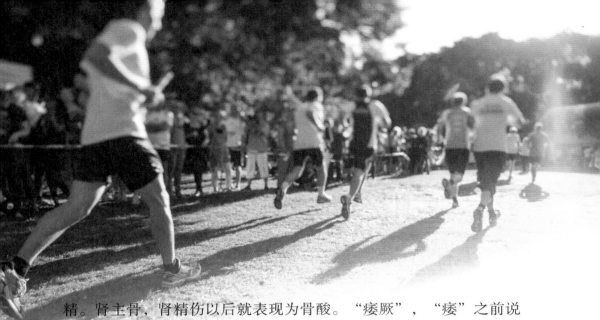

精。肾主骨，肾精伤以后就表现为骨酸。"痿厥"，"痿"之前说过，《黄帝内经》专门有《痿论篇》，痿首先指的是乏，也可以理解为阳痿。"精伤则骨酸痿厥"，首先指的就是阳痿，还有四肢乏力。"厥"指寒或者热，寒厥、热厥。"精时自下"，还经常会发生遗精、滑精。

临床经常见到年轻男性阳痿早泄、性能力下降，到处求医，擅自服用补药，认为自己是肾虚，就像《红楼梦》里面说的那样，一年到头吃补肾药，可是效果并不理想。

性能力下降不仅仅是肾虚的问题，有没有肾虚还不确定，即使有肾虚也不会是单纯的肾虚。往往还有心理问题。心理问题假如是肝郁，一定要配合疏肝解郁的方药来治疗阳痿、早泄，这是很多名老中医的共同经验。

还有的人既有肝郁又有湿气，舌苔白厚，这时候单纯靠补，效果肯定不行，可能还会越补越差，要疏肝解郁、化湿健脾药同用才可能有效。心病还需心药医，还要做心理疏导工作。有意淫、手淫习惯的尽量改正，少想这些事情，就会逐渐克服这种恐惧心理，肝郁就会逐渐改善。

10 想吃什么就说明体内缺什么吗？

以酒为浆，以妄为常

有人把养生概括为一句话：养生就是养成良好的生活习惯。《素问·上古天真论篇》第一段，强调的就是要养成良好的生活习惯。

"上古之人，其知道者，法于阴阳，和于术数，食饮有节，起居有常，不妄作劳，故能形与神俱，而尽终其天年，度百岁乃去。"

上面说的意思是，有好的生活方式，才会活到百岁，假如对着干，就有可能半百而衰。

"今时之人不然也，以酒为浆，以妄为常，醉以入房，以欲竭其精，以耗散其真，不知持满，不时御神，务快其心，逆于生乐，起居无节，故半百而衰也。"

"今时之人不然也"，现在的人不一样，"以酒为浆，以妄为常"，把酒当水浆，反常的生活成为习惯。"醉以入房，以欲竭其精，以耗散其真"，醉酒行房，恣情纵欲，而使阴精竭绝，因满足嗜好而使真气耗散。"不知持满，不时御神"，不知谨慎地保持精气的充满，不善于统御精神。"逆于生乐，起居无节"，违逆人生乐趣，起居作息，毫无规律。"故半百而衰也"，所以到半百之年就衰老。

"务快其心"，想怎么样就怎么样。不知道大家有没有听说过一种观点，养生就是跟着感觉走，想吃啥就吃啥。想吃什么证明我身体缺什么，比如想吃肉类表示氨基酸不足，想喝牛奶可能是因为缺钙，想吃主食可能是因为缺少碳水化合物，等等。有人说这个观点很对，吃是为了补，为了身体好！

我的确碰见过跟着感觉走的，想吃啥就吃啥的长寿老人的例子。山东临清有位100岁的老太太，她的孙女给大家介绍奶奶的长寿之道是每天都要喝酒，床边放着一瓶白酒，馋了，就喝两口。还有一个老中医，每天吃五个鸡蛋，晚饭的主食是什么？"液体面包"，就是啤酒。

还有很多老年人喜欢吃保健品，吃得对症，可能有好处，不对症，很可能吃出问题。有的老年人家里保健品快过期了，就加倍吃，结果反倒吃出了毛病。

"想吃什么就证明体内缺什么"是对还是错呢？

我们之前讲过"智者察同，愚者察异"，某些长寿人的生活习惯只是个别现象，不能作为普遍规律去学习，不然就是愚者了。

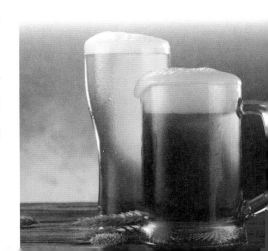

另外，真的是喜欢吃什么就说明体内缺什么吗？我认为要辩证地看待！

这个辩证法在张仲景的《金匮要略》里说得很明确，《金匮要略·脏腑经络先后病脉证第一》说："五脏病各有所得者愈，五脏病各有所恶，各随其所不喜者为病。"

意思是说，一般来说一个人五脏六腑得病，这时他喜欢吃什么喝什么，有可能说明体内就缺这个，吃喜欢吃的就可能促进疾病痊愈，叫"五脏病各有所得者愈"。所得，就是想要得到的，想吃的想喝的。"各随其所不喜者为病"，不喜欢吃的不喜欢喝的，非要给他吃给他喝，病情反而加重，这是指的一般情况。

"五脏病各有所得者愈"，这时"所得"是好事，想吃的东西代表是体内缺乏的。但是下面又说了另外一种情况，"夫诸病在脏，欲攻之"，这些疾病在脏腑，想把邪气给攻掉，怎么攻呢？"当随其所得而攻之"，意思是喜欢吃什么，喜欢喝什么，是生病的病因，或者说是疾病加重的因素，要重点攻这个方面。这是完全相反的两种情况。

想吃的想喝的有可能是疾病的病因，张仲景举了个例子"如渴者，与猪苓汤，余皆仿此"，假如口渴，老想喝水，用猪苓汤。猪苓汤是一个名方，总共五味药，猪苓、茯苓、泽泻、滑石、阿胶，治疗阴虚内热、水热互结，体内有水湿。

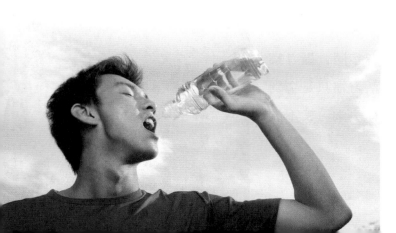

一般来说一个人口渴想喝水，不外乎两大原因。一是体内阴虚，就是缺水，所以口干，老想喝水。常见的像中医说的消渴病，消渴病包括现在的糖尿病。糖尿病最常见的证型是气阴两虚，因为阴虚所以经常口渴。二是因为体内有热有火，不断消耗阴液、津液，所以也会口干口渴。

这两大口渴的原因都好理解，但是猪苓汤治疗的病证本身就有较多的水湿，还口渴想喝水。这是因为体内多余的水湿之气影响人体的气化功能，气化功能不好，津液不能上承，就到不了口腔，所以口干口渴。用猪苓汤排出多余的水湿，叫"随其所得而攻之"，想喝水，还要排水。

不只是能用猪苓汤，有个方子比猪苓汤名气还大，叫五苓散，也是张仲景的名方。茯苓、猪苓、泽泻、桂枝、白术五味药在一起叫五苓散，治疗水湿内停。体内明明有水气、湿气，但是口干口渴，这时候应该利水渗湿。明明患者想喝水，还要给他利水渗湿，把体内的水湿排出去，这就叫"攻其所得"，或者叫"随其所得而攻之"。

《金匮要略》这两条说的是正反两方面的情况，可以简单翻译一下，一般来说，喜欢吃什么喝什么，代表体内缺什么。但是有时候病人喜欢吃什么喝什么，喜欢吃的喝的那个东西有可能是病因，可能会加快病情恶化。

比如本来就咳嗽，烟瘾很大想抽烟，肯定会加重咳嗽。酒精会导致胃不好、脂肪肝，有人酒精依赖，很想喝酒，越喝酒病就会越重。这时要"攻其所得"，爱喝酒的，首先让戒酒，或者减少量，还可用一些药食同源的办法帮助解酒，尽量保护消化系统，降低

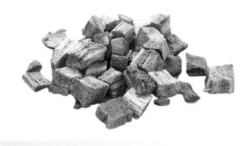

葛根

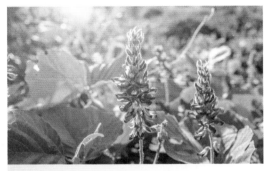

葛花

酒精对人体的伤害。

说到这里，顺便给大家推荐几个解酒的东西。

第一个是葛根，可以用葛根粉。第二个是葛花，很多朋友没听说过，葛花比葛根解酒效果还要好。第三个知名度更低，枳椇子。有句俗话"千杯不醉枳椇子"，说喝酒前，把枳椇子嚼一嚼含在嘴里，酒从这儿过一下，三两的酒量能喝半斤。

咱们用正反两方面的例子讲了一个什么问题呢？喜欢吃什么，可能是因为体内缺什么，但也可能是病因，是加重病人疾病发展的因素。

养生的最高境界是什么呢？有人说是平衡。有一定道理，但还不够准确。假如阴也虚阳也虚，阴阳两虚，也是一种平衡，但不能称为养生的境界。所以说"养生最高境界是平衡"不是最佳的表述方式。

上海有位国医大师叫裘沛然，活了94岁。裘老说养生的最高境界是"度"，什么事儿都要有个度。不是不能吃甜的，不是一点酒都不能喝，是要有度，不能过头。养生就是养成良好的生活习惯，指的是不能过头。

像《黄帝内经》举的这些例子，有的人喝酒到了以酒为浆的地步，把酒当成汤汤水水来喝；还有的人熬夜，偶尔熬一次夜没关系，但是以妄为常，长期黑白颠倒，就是没有度。

养生的最高境界在于度，把握度。

记得前面我讲过，人为什么会得病？最常见的有5条原因。

第1条"病从口入"，没做到食饮有节，就会病从口入。

第2条"不爱运动"，懒出来的毛病，和哪一条对应呢？"不妄作劳"，不妄作劳包含两层意思，其中一层含义就是"懒"，另一层指劳作或运动过度。

第3条"病由境生"，环境因素，和哪一条对应呢？"法于阴阳"，阴阳者，天地之道也，天地、万物、四时、环境，人要和它相顺应相和谐，做不到就会病由境生。

第4条"病由心生"，心理情绪压力大导致得病，和哪一句话对应呢？"形与神俱"，养生分为养身和养心，养心没养好。

第5条，前面我卖了个关子。现在可以告诉大家了，第5条是"命中注定"。大家看到这四个字首先想到的是：这是不是太唯心？按照词的原意是一切遭遇都是命运决定的，典型的宿命论。其实这个词和唯心宿命没关系，两个含义：其一，有些病是基因决定的，属遗传因素。其二，有一些病很难找到原因，比如系统性红斑狼疮，患者多半是年轻女性，一般找不到原因，也没有明显的不良生活习惯。

11 欲望是劳神的根本原因

形与神俱，尽终天年

我们一直围绕着《素问·上古天真论篇》的第一段讨论，因为"上古天真论"是《黄帝内经》养生最重要的法则，太值得深挖细化。

再回想一下这一段强调了什么，"上古之人，其知道者，法于阴阳，和于术数，食饮有节，起居有常，不妄作劳，故能形与神俱，而尽终其天年，度百岁乃去"。

这里提醒大家注意一个字，就是"故"，前面那些养生法则和办法，"故能形与神俱"，是有因果关系的，因为做到了前边那几条，所以能够"形与神俱，而尽终其天年，度百岁乃去"。

前面那几条，食饮有节、起居有常、不妄作劳，都是好习惯，做到就很难得病，就会长寿，但是为什么能使得"形与神俱"呢？原文并没提到养神和养心啊！

以酒为浆、以妄为常、醉以入房，这些不良习惯背后，有个共同的原因，欲望、贪婪！以酒为浆，就是食欲，嘴太馋，醉以入房就是色欲。

现代人有更多的欲望，熬夜、上网、玩游戏等，更何况很多人追逐名利。可以概括为一个字叫贪，贪作祟就会耗神。如果贪心很小，像上古之人那样，自然容易养成那些好的习惯，自然而然就会形与神俱。

欲望需要对外索取，对外物的一切渴望，叫物欲，物欲过强就劳神。佛教有个词叫"人生八苦"，生老病死是四苦，还有爱别离苦、求不得苦、怨憎会苦、五阴炽盛苦，这叫八苦。

求不得，想要的东西得不到，这是不是贪呢？爱别离，喜欢的人不能在一起，这是一苦。这都会耗神伤神。

大家听说过七情，喜怒忧思悲恐惊。养神就等于七情养生吗？其实不能画等号，因为七情有时不是欲望导致的，有时是先天脾气秉性的问题，有人天生脾气大，爱着急，没耐心；有人天生胆小。

所以说七情养生与养神不能画等号，七情养生与养神的关系是，劳神可以导致七情问题。

《灵枢·大惑论》说"神劳则魂魄散，志意乱"，劳神可以导致方寸大乱，方寸就是心，方寸之地，很小的地方，就是指的心。贪心、欲望、物欲过重，达到目的可能会大喜，得不到或者遇到阻碍就会怒，为了得到就会忧思，得到又丢掉就会悲，追求的过程中可能睡不好觉，贪污或得到不义之财又可能受惊吓。所以，劳神可以导致七情问题，但不能和七情完全画等号。

《黄帝内经》特别重视养生的话题，在《素问·宝命全形论篇》有这么几条："一曰治神"，一是要精神专一。"二曰知养身"，二是要了解养身之道。"三曰知毒药为真"，三是要熟悉药物真正的性能。"四曰制砭石小大"，四要注意制取砭石的大小。"五曰知腑脏血气之诊"，五是要懂得脏腑血气的诊断方法。"五法俱立，各有所先。"能够懂得这五项要道，就可以掌握缓急先后，这实际上指的是五大法则。

把治神、养神作为第一大法则，第二才是养身，第三是药物，第四是砭石疗法，可以扩大为一切非药物疗法，第五是指诊断。

把治神、养神列为五大法则的第一位。"形与神俱"，形指人的形体。神不太好理解，因为看不见摸不着，就像描述一个人双目有神、神采奕奕，只可意会不可言传，没有特别具体的、标准化的东西做参考。但是人人都会意识到一个人有没有神，有精神、脑子清楚、反应敏捷、不急不慌，这是有神。神和形相比，神比较抽象，形比较具体。

《素问·八正神明论篇》这样解释神，"何谓神？岐伯曰：请言神。神乎神，耳不闻，目明心开而志先"。所谓神，就是望而知之，耳朵虽然没听到病人的主诉，但通过望诊，眼中就明了，心中有数，先得出这一疾病的概念。"慧然独悟，口弗能言"，这种心领神会的"独悟"，很难用言语来形容。神是听不到的，眼睛看得到，心里也能理解到，但是不能准确描述出来，这就叫神。

虽然看不到摸不着，但神比形更重要。

《灵枢·天年》强调"失神者死，得神者生"。

《素问·移精变气论篇》说"得神者昌，失神者亡"。有神气的，预后良好；没神气的，预后不良。

《庄子·天地篇》指出人失去自然本性以后有五大危害，"失性有五：一曰五色乱目，使目不明"，好看的东西可以乱目，"使目不明"，让眼睛辨别不清楚事物的本源。"二曰五声乱耳，使耳不聪"，淫乱的声音使耳不聪，其实是乱心的意思。"三曰五臭熏鼻，困㥄（zōng）中颡（sǎng）"，"五臭熏鼻"这个"臭"，不是现在理解的臭味，是指臊、焦、辛、香、腐，包括臭味和香味，困㥄的意思就是闭塞，颡是人的头部，五种气味熏扰嗅觉，困扰壅塞鼻腔并且直达头面。"四曰五味浊口，使口厉爽"，大鱼大肉好吃的东西，伤害我们的身体，"厉爽"就是受到伤害。"五曰趣舍滑心，使性飞扬"，"趣舍"就是取舍，"趣舍滑心"就是老想索取，不想舍弃，"使性飞扬"，让心性凌乱。

　　"此五者皆生之害也"，这五种失去人的自然本性的情况，造成五大危害。如果能保持自然本性，不为物欲所迷惑，就能"形与神俱，而尽终其天年，度百岁乃去"。

　　养生之道，首先是不要害生，如果不害生自然而然就可以养生。前面讨论过的不良习惯，以酒为浆、以妄为常、醉以入房等都是害生。

　　说到人的自然本性，就得学习《上古天真论篇》。什么是

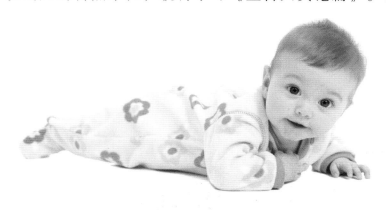

"天真"呢？

"天真"两个字，很多医家解释为先天真元之气。"天真"即上天赋予人的真精真气。"上古天真"就是远古时代的人通过养生的方法来保养先天真元之气。

我个人认为"天真"，还有可能是让我们保持自然本性，因为《黄帝内经》强调的这么多养生方法，都是提醒我们要保持自然本性、天真之心。

"形与神俱"，大家可能感觉有点抽象，我分享一个案例帮助大家理解。

阿尔茨海默病，以前叫老年痴呆。国内外都很多见。我有一个同学在法国，请我去讲课，说必须讲特定的题目——阿尔茨海默病，说这个地方发病率太高。

阿尔茨海默病首先表现为记忆力下降，叫近记忆力下降，越是眼前的事越不记得，刚吃过饭就说没吃饭，而且记忆力进行性减退，下降得越来越快，从忘事儿到出门找不到家，吃饭穿衣这些日常生活能力逐渐减退、丧失。

有时看着很感慨，很可悲。有个案例，女儿问得了阿尔茨海默病的爸爸："我是谁呀？"爸爸木然地回答："你是我妈妈。"吓得女儿以后再也不敢问了。这种病严重

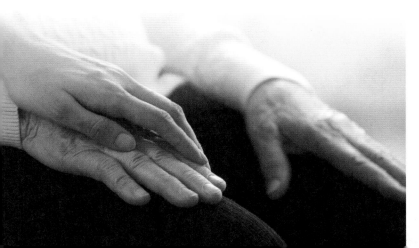

者还可出现人格障碍，如胡言乱语、自私多疑、幻觉妄想或者攻击他人等。

这就是形与神不俱。

老年人形和神相比，身体自然而然会出现很多毛病，但是衰老以后往往是神更早出现问题。

《灵枢·天年》说"百岁，五脏皆虚，神气皆去，形骸独居而终矣"，到100岁五脏六腑都虚，气血亏，神气皆去，首先是神气亏虚。形比神要晚一点亏虚，神先离散，最后形骸独居而终。

形和神的关系，神是离不开物质基础的。《素问·八正神明论篇》说"血气者，人之神，不可不谨养"，气和血是神的物质基础。我们经常说精气神，精和气都是神的物质基础。精血同源，血气是神的物质基础，精也是神的物质基础。

12 年轻强壮也要小心外邪中招

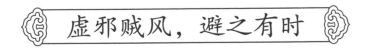
虚邪贼风，避之有时

《素问·上古天真论篇》有句名言："上古圣人之教下也，皆谓之虚邪贼风，避之有时。"这里有一个关键字"邪"。

邪是什么？来自哪里？会给我们的身体带来什么样的危害？

咱们一起学习原文：

"夫上古圣人之教下也，皆谓之虚邪贼风，避之有时。恬淡虚无，真气从之，精神内守，病安从来？是以志闲而少欲，心安而不惧，形劳而不倦，气从以顺，各从其欲，皆得所愿。故美其食，任其服，乐其俗，高下不相慕，其民故曰朴。是以嗜欲不能劳其目，淫邪不能惑其心，愚智贤不肖，不惧于物，故合于道。所以能年皆度百岁，而动作不衰者，以其德全不危也。"

"上古圣人之教下也"，圣人、高明的人教给我们什么呢？

"皆谓之虚邪贼风，避之有时"，说一切虚邪贼风我们都要躲避。

四时不正之气都叫虚邪，一年四季不正之气，能够伤人身体，

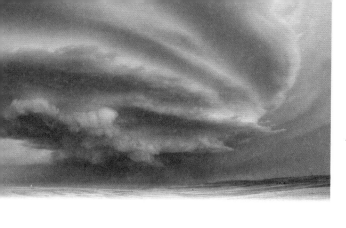

让正气变弱，所以叫虚邪。如《素问·至真要大论篇》说："夫百病之生也，皆生于风寒暑湿燥火，以之化之变也。"说得很清楚，很多病都是因为风、寒、暑、湿、燥、火六种邪气，中医叫六淫。

风、寒、暑、湿、燥、火六气，平时就有，但是一旦过度就变为六淫，伤人身体。"之化之变"，侵犯人体以后可以变化。

比如受寒以后，寒邪可以入里化热。寒湿体质、有寒湿之邪的人，久而久之也可以化热，这叫"之化之变"。

受了风寒暑湿燥火当时可以让人得病，有时还有可能埋下祸根，对以后身体发病起到影响。

比如《素问·生气通天论篇》说"春伤于风，邪气留连，乃为洞泄"，春天多风，假如被风伤了，风邪在体内留连，缠绵不去，可以得腹泻病。"夏伤于暑，秋为痎疟"，夏天中暑，当时可能没发病，到秋天可能变为疟疾或类似疟疾的疾病。"秋伤于湿，上逆而咳，发为痿厥"，秋天被湿气所伤，上逆而咳，气往上顶、咳嗽，发为痿厥，还可以得痿证和厥证。"冬伤于寒，春必温病"，冬天受寒，可能冬季并不发病，到春天发为温病，就是寒邪中人以后化肺热，春天才发病，叫"春必温病"。最后一句总结"四时之气，更伤五脏"，四个季节的邪气，"更"是轮流交替的意思，交替伤害五脏。

"虚邪贼风，避之有时"，是说外在的六淫之气风寒暑湿燥火，是使人得病的常见重要原因。

人为什么会得病？在《素问·调经论篇》分为外因和内因。

"夫邪之生也，或生于阴，或生于阳。其生于阳者，得之风雨寒暑；其生于阴者，得之饮食居处、阴阳喜怒。"

人的邪气或生于阴，或生于阳，阴阳在不同的篇章、不同的段落里含义不一样。在这儿可以理解成阴就是内，阳就是外。

"其生于阳者，得之风雨寒暑"，得病可以是外因，即由四季之中的不正之气导致发病，风寒暑湿燥火。《黄帝内经》不同篇章不一样，有的篇章说风雨寒暑四个，有的篇章说风寒暑湿燥火六个。这叫外因，"得之风雨寒暑"。

"其生于阴者，得之饮食居处、阴阳喜怒"，得病也可以是内因，首先是"饮食居处"，没管住嘴会得病，日常起居不当会得病。其次是"阴阳喜怒"，这个阴阳可以理解为男女，男女由于情绪导致的疾病叫内因。

这就是《黄帝内经》所归纳的病因，分为外因和内因。

中医病因学说成熟时期，公认的说法是在南宋，南宋有位名医叫陈无择，他为中医的病因学研究做出了很大贡献。他综合了《黄帝内经》、张仲景的《伤寒杂病论》等以前的病因理论，创立了"三因学说"。他写了本书《三因极一病证方论》，有方有论，简称《三因方》。

在《三因方》里面，把病因分为三类。

首先是外因，六淫之邪、瘟疫时气为外因。

其次是内因，七情所伤为内因，喜、怒、忧、思、悲、恐、惊，由于情绪压力、脾气性格导致的疾病。

最后是不内外因，不内不外，饮食劳倦以及虫毒所伤等为不内外因，饮食劳倦即形体过劳、房劳等，虫毒所伤即被虫咬伤或者蝎子蜇伤等。

这三种致病因素既可单独致病还可以相兼为病，彼此并非完全割裂。这应该可以理解，情绪导致疾病很多见，情绪有问题同时又感受外邪，是可以的。假如人情绪有问题，饮食劳倦往往也有问题。吃饭也不好，睡觉也不好，房劳可以同时存在。临床是错综复杂、千变万化的。

陈无择认为这三因导致人体发病以后形成的病理产物，比如说痰饮、瘀血，又可以作为病因导致不同的病证。

这个也容易理解，人体得病出现了痰饮和瘀血，痰饮和瘀血在人体内又是新的病因，比如瘀血，"不通则痛"，就可以导致痛症。

陈无择特别强调"凡治病，须识因"，治病一定要认识病因，"不知其因，施治错谬，医之大患，不可不知"。不知道病因，治疗肯定就会出错，这是当医生的大患，不可不知。

学习经典千万不要"死于句下"，就是被某一句话所拘泥。

比如"虚邪贼风，避之有时"，如果认为只要注意一年四季不被六淫之邪侵害就可以，那就太狭隘了。应该开阔思维，开阔到什么程度？一切对身体有伤害的外因都应该躲避，"虚邪贼风"的内涵应该是与时俱进的。

举一个例子。

北京中医医院有位老中医，老太太是皮肤科的大专家，曾经在电视台多次讲养生之道，90多岁精神矍铄，面色白里透红。因为她是皮肤科专家，主持人特别好奇，问您老用的是什么化妆品，怎么

90多岁了皮肤还这么好呢？主持人想知道这位老中医用的什么化妆品，吃的什么偏方。老中医说的第一句话是什么呢？"做好防晒就做好了美白的一半"，特别是在紫外线强的地方，最重要的不是用什么化妆品，首先是防晒。

这也是"虚邪贼风，避之有时"，只要避开紫外线的损害，比吃多少偏方秘方对皮肤的保护效果都要好。

再举两个例子。

大家都听说过转氨酶，转氨酶高一般是肝脏的问题。有位病人转氨酶始终高，降下来又升上去。西医有办法降转氨酶，中医也有办法降转氨酶，给大家推荐两味药，五味子熬水喝就可以降转氨酶，还有垂盆草。

可是，这个病人的转氨酶降下来又上去，查不到明确的疾病。

中医要望闻问切，而问诊有很多技巧，中医有个十问歌，"九问旧病十问因"，还要问职业，做什么工作。

所幸这个病人，遇上一个好大夫。这个大夫很细心，思考为什么转氨酶反复升高。问他职业，病人才说是化学老师，大夫高度警惕，化学老师有没有可能接触什么东西导致转氨酶升高呢？原来他每天要带着学生做实验，大夫说这段时间先不要做实验，观察一下。过了段时间，这位病人的转氨酶升高症状不药而愈。这也是"虚邪贼风，避之有时"。

还有一个小姑娘，患了血液科非常严重

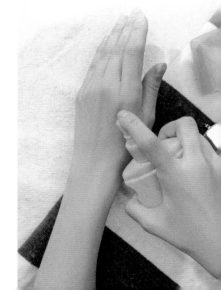

的病，她母亲带她找我看病的时候，我感叹这么年轻怎么就得这么严重的血液病。问她做什么工作，说是卖楼的，楼房盖好以后，刚装修好的样板房就住进去。女孩儿就常在里面住，结果很快就得了血液病。

　　"虚邪贼风，避之有时"，启示要开阔思维，要学《黄帝内经》的智慧。这高度概括的八个字启发我们，身体外部因素随时有可能让我们得病。

13 养生的第一大道！

恬淡虚无，真气从之

前面讨论了"虚邪贼风，避之有时"。再往下看，"恬淡虚无，真气从之，精神内守，病安从来"。恬淡，恬是安静，淡是朴素、虚无，就是心里很静，不想乱七八糟的事儿，很少有杂念。"真气从之"，真气就是人的元气或者叫正气，正气很足，免疫力就很强。"精神内守，病安从来"，精神内守和恬淡虚无是一个意思，心静，很难被外界所干扰，不为外物所动。"病安从来"，病从哪里来？这样就很难得病。道家有句话叫"神是性兮气是命，神不外驰气自定"，假如精神安定，真气就会从之，人很难得病。

下边儿接着说了"志闲而少欲，心安而不惧"。志闲，非常自在，没有过高的欲望。"心安而不惧"，这个惧，不能狭隘地理解为害怕，是指一切极端的情绪，包括喜怒忧思悲恐惊，如果这些情绪都没有，镇定安详，就没有怒，没有忧思，也没有恐和惊。"志闲而少欲"其实是知足常乐的境界。李渔有本书叫《笠翁对韵》，说"入山逢宰相，无事即神仙"，这儿说的宰相是指南朝的陶弘景，人称山中宰相，很有智慧，是历史上著名的中医学大家，也是道家、文学家。无事即神仙，享清福，什么叫清福？没有烦心事儿，没有杂事，心很安详镇定，就是这种状态。

"志闲而少欲，心安而不惧"下句为"形劳而不倦，气从以顺"。我们以前专门分析过"形劳不倦"的问题，没有情绪少欲再加上形体不倦，就达到了一种"气从以顺"的境界，"气从以顺"与前面说的"真气从之"一样，指人的真气、元气很充足，而且流通通畅，运行正常。

原文接下来是"各从其欲，皆得所愿"，这八个字我们下节再分析。

再往下看原文"故美其食，任其服，乐其俗，高下不相慕，其民故曰朴"。"美其食"，吃什么都很高兴，不见得是山珍海味，粗茶淡饭一样自得其乐。"任其服"也一样，穿什么也都感到满意，不与别人攀比，别人有貂皮大衣，我也非要买貂皮大衣。"乐其俗"，以自己的生活习惯为乐。"高下不相慕"，这句话很有学问，比我高的我不去攀比羡慕，更不去嫉妒；除了高还有下，指对不如我的，我也不去和他比较。比如那些大老板、领导，我们不在这个位置上体会不到他的辛苦和烦恼，他可能也很羡慕街头下棋打麻将的人，羡慕那些人的自在，羡慕那种"志闲而少欲，心安而不惧"的状态。但是既然在这个位置就要摆平心态，增强抗压能力。

这还是讲的调心，不管在什么位置，都要修心。修到哪种境界？"其民故曰朴"。朴，即安详自在，质朴。这个朴很有学问，以前提过《抱朴子》这本书，抱朴守真，朴，一种质朴的状态，真，天真的状态。

《黄帝内经》接下来讲，"是以嗜欲不能劳其目，淫邪不能惑其心，愚智贤不肖，不惧于物，故合于道"。

"是以"即"以是"，"因为这"的意思，有这种质朴的心态，就会达到"嗜欲不能劳其目"，看见的迷惑人的事情都不能够让我迷恋。"淫邪不能惑其心"，各种各样迷惑人的都不能够扰乱我的心。"愚智贤不肖"这

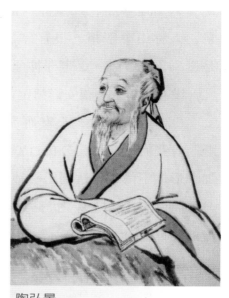

陶弘景

五个字，是两对儿，愚和智是一对，愚就是不太聪明。智，聪明的人。贤，是有能力的人。肖，是相似的意思，不肖就是不如人的意思，与贤相反。愚智贤不肖指聪明的人、愚笨的人和有能力的人、没能力的人。后面说"不惧于物"，看待这两类人不要区别对待。物，不仅仅是物，对外界的一切人和事都不要为其所动，"惧"还是心安而不惧的意思，情绪不为外物所动，"故合于道"，符合养生之道。

佛学禅宗有八个字"外不着相，内不动心"。上面说的"嗜欲不能劳其目，淫邪不能惑其心"，叫"内不动心"，不能扰乱我的心，迷惑我的心。"外不着相"，看外在的人和事物没有特别的分别性。禅宗这八个字用到这儿也非常恰当。

《黄帝内经》接下来讲"所以能年皆度百岁，而动作不衰者，

以其德全不危也"。能活到100岁，还能生活自理，动作不衰。以其德全不危也，是因为其"德全不危"，这个"德全不危"，以后还要用专门一节给大家讲。

"恬淡虚无"是养生的法宝，也是一种养生的手段和方法，通过调节精神情志，保持良好心理状态，避免异常精神刺激扰动心神，干扰五脏，以使"精神内守"，达到"病安从来"、健康长寿的目的。

如何做到"恬淡虚无"呢？首先是控制欲望，第12节讲过，不要有过分的欲望，欲望强，精神容易耗散；其次是少焦虑，焦虑伤神；最后是调节情绪，保持乐观、愉快、宁静的情志状态，不能产生过激的情志，同时也不要使不良情志长期存留，不为情志、情绪所伤。在日常生活中要着重调控过激情绪，以维护心身健康。比如适度喜悦，不要狂喜。适度喜悦，能缓和紧张情绪，使气血调和，心气舒畅。若超过极限，节制不好，则对健康不利。又如适当发泄，调控暴怒，利于抒发压抑的情绪，而暴怒则不利于健康。还有化解悲痛，过于悲痛会导致身心不健康。最后一个就是避免惊恐伤身，要遇事不惊，泰然处之。

这就是"志闲而少欲，心安而不惧"，养生的第一大道。

前面我们提到了禅宗，禅宗是佛学传到中国本土化以后创立的一个门派，这个门派适合很多人，因为光看经书，很多文化程度低的可能看不懂，中国人发明了禅宗，禅宗讲究悟。禅宗又有两种修法，简单地说，一种叫静修，坐禅、打坐，让心变得安静、安详，去体悟；另外一种叫动，不必每天打坐、体悟，该干什么干什么，生活处处都是禅。

有人请教高僧，怎么能开悟？结果高僧就回答一句"扫地去"。这人不理解，再问还是那句话"扫地去"，第三天再去问，怎么才能开悟啊？"打水去。"意思就是该干什么干什么，把你的心思用在该干的事儿上。打水的时候，就好好一门心思打水，该扫地的时候就一门心思扫地。

"外不着相，内不动心"，对什么都没有看不惯的，干什么事情都心无旁骛。所以《黄帝内经》说"不惧于物，故合于道"。心不为外物所动，所以就和道相合了。

《道德经》有这么一句话，"人法地，地法天，天法道"，那道是什么呢？"道法自然"，最大的道就是自然。所以人法了地，地法了天，天法了道，最后人还是要法自然。我们要向自然界学习，学习天地万物那种状态，一种日复一日、年复一年、循环往复、亘古不变的状态。假如外不着相，内不动心，心外无物，养成一种良好的生活习惯，过清净规律的生活，就叫作合于道。

宋朝有位慧开禅师，有四句诗非常浅白，但是很有禅意，"春有百花秋有月，夏有凉风冬有雪，若无闲事挂心头，便是人间好时节"。心中没有闲事、杂事，很安定、安详，也是志闲而少欲，心安而不惧的美好的状态。

国学大师南怀瑾先生，儒释道兼通。他给朋友们写信，最后从来不说祝你发财、祝你升官、祝你鸿运当头，就说"祝你平安"。安者，即是我们内不动心，外不着相，每天清净自在地生活，这就叫合于道，这是最好的生活状态。"祝你平安"这句话，就是让大家达到这种状态。

养生之道不是大秘密，只是一种"外不着相，内不动心"的简单清净规律的生活。

14 恬淡虚无就是完全没有欲望吗？

各从其欲，皆得所愿

前面我们讨论了"恬淡虚无，真气从之"，讲到了"美其食，任其服，乐其俗，高下不相慕"那种自在、规律、知足常乐、心无挂碍、非常有幸福感的生活。有人说幸福感关键在最后这个"感"字，感觉怎么样，也可能地位高、财富多，但是，假如感觉不到幸福，那就不是真的幸福。"美其食，任其服，乐其俗，高下不相慕"，从美、任、乐、不相慕这几个词就能体会到满满的幸福感。

听到这里或许会出现理解偏差，"恬淡虚无"，难道一点欲望都不允许吗？甚至从字面去理解，虚无嘛，不就是什么都是空的吗？

在强调"恬淡虚无"的同时，《素问·上古天真论篇》还有"各从其欲，皆得所愿"八个字。字面上的意思是各人都能随其所欲而满足自己的愿望。

历代医家对"各从其欲，皆得所愿"解释不一。《黄帝内经》说要"志闲而少欲"，明代张景岳说"惟其少欲，乃能从欲"，意

97

思就是本来没有多少欲望，所以欲望就容易满足。

清代医家张志聪又是怎么解释的呢？"五方之民，衣食居处，各从其欲，是以皆得所愿也"，天下被分为五方，东西南北和中央，每个地方饮食习惯、作息习惯、生活习惯不一样，各从其欲，大家都按照自己的习惯来做，这就叫皆得所愿。

研究经典要上下文对比、前后文对照，最大可能地发现作者的本意，这是一种研究经典的方法。还有一个更重要的研究方法，就是应该结合实际生活、结合临床实践，因为《黄帝内经》毕竟是一本围绕生命健康和中医学的巨著，所以肯定有其实践指导意义。

我调查过很多健康长寿的人，发现他们的生活习惯五花八门。有些人有不良习惯，包括中医界也是如此，有的长寿的老中医也可能有不良生活习惯。有一个对全国83位名老中医的调查，探究他们有什么养生之道，结果我看了以后发现他们的习惯不全是良好的。

有的老中医，喜欢抽烟。我们中国中医科学院以前有位老先生，他手里总是夹着烟。问他养生之道，他说每天吃五个鸡蛋，晚上主食是"液体面包"即啤酒，这是很不健康的。但是他好的方面是什么？八个字，"能吃能睡，没心没肺"。

还有的老中医脾气挺大，爱发火。有一次我和一个90多岁的老先生一起出差，他女儿陪着他，我问他女儿老先生这么长寿是不是习惯很好、脾气很好，他女儿说，不是呀，在家一天要发很多次火。

我把这83位名老中医的养生经验从头到尾好好琢磨了几遍，最后发现了一个共同的长寿窍门。

几乎所有的长寿名老中医，都很有生活情调，就是说很会玩

刘继武《皆得所愿》

儿。结合这些实际长寿老人的例子，我理解"各从其欲，皆得所愿"，应该是每个人都要有一定的爱好，而且这种爱好是很容易做到的，不是"高不可攀"的。

这些"大咖"老中医，都有哪些常见的好习惯？

一些人喜欢书法，写字需要凝神贯注。有位老中医迷恋到什么程度？夜里起来上洗手间也要写上几笔。

还有很多老先生喜欢戏曲。我的研究生导师是刘渡舟老师，1985年我到北京跟他念研究生。1986年元旦，我们搞联欢，请老师表演个节目，讲故事也可以，结果大家谁也没想到，老师用京剧唱《伤寒论》。这说明老师迷恋中医经典《伤寒论》到了痴迷程度。老师是票友，喜欢京剧。我记得很清楚，老师过80岁大寿的时候，京剧名家伉俪，耿其昌、李维康二位还来祝寿。

还有一些老先生喜欢收藏。北京有位90多岁的老中医，就喜欢收藏，定期去北京潘家园淘宝，他说不怕"打眼"，就是不怕买假货，他也不买太贵的，几百块钱的，顶多两千块钱的，但是自己喜欢，喜欢这个物件就收下来。

还有的人喜欢种菜。我们中国中医科学院一位老先生在自己家阳台上种朝天椒，拿到医院去送给医生护士，医生护士表扬他，他就能高兴一个月。还有的人喜欢养宠物猫啊，狗啊……对这些老先生的养生爱好，这里不能面面俱到，只举几个例子。

"各从其欲，皆得所愿"，可以理解成为了修心、养生我们要有一种或者几种良好的爱好，且这种爱好应该很容易做到。从这个角度来理解，对实际生活确实有帮助。

咱们讲养生养心很难，有人说我就是爱生气没办法，我也不想生气，但管不住自己。有人说我就是胆小，临床常见这样的人，胆小到都不敢出门，让她去跳广场舞，即使站在最后一排，也不敢去。这种情况应该怎么办？怎么疏导？我就让她培养爱好，培养适合自己且非常容易做到的爱好，这是养心的小窍门。

这点很重要，所以要把《黄帝内经》"各从其欲，皆得所愿"这八个字专门列出一节来讲，中医养生养老书籍中真的专门强调过要有爱好这个小窍门。

宋代的陈直写过一本书《养老奉亲书》，原来就一卷，到了元代有个叫邹铉的人，又续写了三卷，改名叫《寿亲养老新书》。里面有一段，讲的是使老人身心健康的小窍门，是这么说的："人之僻好不能备举，但以其平生偏嗜之物，时为寻求，择其精绝者，布于左右，使其喜爱玩悦不已。老人衰倦，无所用心，若只令守家孤坐，自成滞闷，今见所好之物，自然用心于物上，日自看承戏玩，

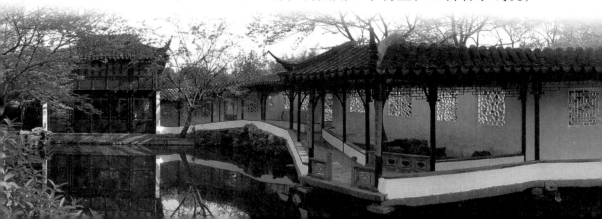

自以为乐，虽有劳倦，咨煎性气，自然减可。"

　　"人之僻好不能备举"，人的爱好不能一一列举，每个人不一样。"但以其平生偏嗜之物"，按他平时喜欢的东西，嗜，嗜好，特别喜欢的。"时为寻求"，给他去找这个东西。"择其精绝者，布于左右"，选择他喜欢的比较精良的东西，放在他周围，"使其喜爱玩悦不已"，让他喜欢、把玩，就会高兴。"老人衰倦"，老人身体衰弱、疲倦，"无所用心"也没多少事可做。"若只令守家孤坐"，如果只是一天到晚在家静坐，"自成滞闷"，自然而然心情不好、郁闷。"今见所好之物，自然用心于物上"，若随时随地看到喜欢的东西，自然心思就用到了这上面。"日自看承戏玩，自以为乐"，经常把玩，自己高兴。"虽有劳倦，咨煎性气，自然减可"，尽管有时很疲劳，有时难免着急发火，有爱好的东西在身边，也会自然缓解。

　　这本书是写给老年人的，对中青年人同样适用。对那些爱着急的爱生气的，甚至自闭症、抑郁症患者，都是缓解和治疗的好办法。我们要深挖细挖《黄帝内经》的名句，"各从其欲，皆得所愿"这八个字就是一个养生窍门！

15 积"阴德"真的好处多多

年度百岁，德全不危

　　这一节开始先抛个问题：不讲人坏话会不会长寿？我猜大家没有统一答案，给大家讲个故事。

　　前几年，我和北京的一位名老中医吃饭，那年他老人家97周岁，1920年出生。在这顿饭过程中，我注意看他的习惯：饭量不大，以素食为主；言谈不太多，但脑子非常清楚；不停捏捏手指，敲打敲打腿、腰，坐着吃饭也不停做这些动作。他的公子76岁，我称呼他大哥，请教他，老先生97周岁身体还这么好，有什么养生之道？

　　他说老先生不抽烟不喝酒，饭量也不大，喜欢运动，也不做剧烈的运动，一直到去年96岁的时候，在家还拖地呢。今年开始不让他拖了，毕竟岁数太大了。这些都没出乎我的意料，因为都是经常会听到的养生强调的一些原则和办法，《黄帝内经》也说食饮有节，起居有常，不妄作劳。

最后，他的公子说还有一条，老先生一生从不说别人坏话。他说有一次编一本很多名老中医成长过程的书，入选的人里面个别人可能声誉有些争议，到别的专家那儿，大家打听都有谁入选，一说有这个人，有人就真生气，说有他我就不参加。可到了这位老爷子这儿，他从来不说任何人坏话，听说以后只说了一句，"唉，大家都不容易"。

不在背后说任何人坏话属于《黄帝内经》养生之道哪一条呢？后来真的被我发现了。

四个字："德全不危"。

这四个字就出现在《素问·上古天真论篇》第二大段的最后一句。"所以能年皆度百岁，而动作不衰者，以其德全不危也。"

一个人之所以能活到100岁，动作还非常灵活，生活可以自理，因为什么？"以其德全不危也"，因为他能够"德全不危"。"德全不危"怎么解释呢？

古代医家有人说道德的"德"与心得的"得"相通，认为德全不危就是指养生有得于心，不管是饮食、行动还是心态各方面都符合养生之道，就叫德全不危。

我个人认为，这个"德"应该是道德、德行、品德的意思，我们可以参考《黄帝内经》其他篇章来看，这个"德"也应该是这个意思。

比如《素问·汤液醪醴论篇》说，"中古之世，道德稍衰"，中古的时候道德就不像上古远古时候那么高尚，稍微有些衰退。《素问·解精微论篇》说，"夫心者，五脏之专精也，目者其窍也，华色者其荣也。是以人有德也，则气和于目"。"夫心者，五脏之专精也"，心是五脏里最重要的。"目者其窍也"，咱们都知道肝开窍于目，这儿又说目是心窍，其实一点不矛盾，意思是说心主神明的功能怎么样，有没有神通过眼睛能反映出来。肝开窍于目不是有没有神的问题，往往是肝火旺，表现为眼睛红、疼、干，也可以流泪，眼屎比较多。"华色者其荣也"，心其华在面，面色红润与否、有没有光彩，反映了心主神明和心主血脉的功能如何。

"是以人有德也，则气和于目"，德行比较高的人，眼睛往往清澈明亮，看上去温润可信。反之，心地狭隘甚至道德水平比较低的人，往往目光游离，或者不够和善，让人没有亲切感和信任感。从目光里可以看出性格多疑、暴躁甚至凶狠。

在《中庸》里面，孔子称赞舜王时说过一句话："大德者必得其位，必得其禄，必得其名，必得其寿。"德行特别高的人一定会得到和他相匹配的位置、待遇、盛名、高寿。儒家说的"仁者寿"其实也是这个意思。

"德全"的意思就是仁善，品行好。

前面提到的那位老中医从不在人背后说坏话，能做到这一点的人其实并不多，就像俗话说的"哪个背后不说人，哪个不被人后说"。所以，一个人品行到这个份儿上，这么高，不是轻易就能做到的。

人的道德水平好坏、品行高低和寿命挂钩，不仅《黄帝内经》这么说，东晋葛洪的《抱朴子》里也说"欲求仙者，要当以忠孝和顺仁信为本。若德行不修，而但务方术，皆不得长生也"。求仙就是长寿的意思，长生不老羽化成仙，这是道家修道养生的目的。假如德行不修，不修德，只是务方术，我们之前说"和于术数"，术数应该和这儿的方术意思差不多，只是研究具体养生的办法，"皆不得长生也"，并不能达到长寿的目的，说明德行是第一位的。

唐朝名医孙思邈说过，"百行周备，虽绝药饵，足以遐年；德行不足，纵服玉液金丹，未能延寿"。品行很周全、很高尚，即使不吃那些灵丹妙药也可以长寿。假如品行比较差，即使每天吃玉液金丹，还是不能长寿。

孙思邈是罕见的高寿者，关于他的具体寿命有争议，有人说一百零几，有人说一百四十几岁，但起码是100多岁。他自己就是一个医德非常高尚的仁医。

孙思邈写的《大医精诚》中说："凡大医治病，必当安神定志，无欲无求，先发大慈恻隐之心，誓愿普救含灵之苦。若有疾厄来求救者，不得问其贵贱贫富，长幼妍媸，怨亲善友，华夷愚智，普同一等，皆如至亲之想。"

意思是，好的大夫给人看病的时候，一定内心非常清净，精神纯洁，心地善良，无欲无求，不从病人那里谋取名利。"先发大慈恻隐之心"，要有恻隐之心。要发愿"普救含灵之苦"，含灵就是老百姓，要普救老百姓的苦难。如果有人有病来求救，不看穷富，身份高低，是老还是年轻，漂亮还是丑陋，跟你关系不好的人还是亲朋好友，本地人还是外地人，中国人还是外国人，聪明人还是有点弱智的人，"普同一等，皆如至亲之想"，都把他想作自己的至亲。

这就是"德全不危"在孙思邈身上的体现，所以《大医精诚》是医学生需要诵读和时时铭记的。

明代有个思想家叫吕坤，在其《呻吟语》中主张："养德尤养生之第一要义也。"养德是养生的第一要义，明确提出要把道德修养、品德仁爱作为养生的最高准则。

有人帮助他人不是为了名利，发自内心，不图回报，甚至在人不知道的情况下帮助别人，这叫"阴德"。

为什么德高的人、品行好的人容易长寿呢？因为德高者乐于助人，处处行善，人们会感激他、尊敬他，他的心理和精神状态自然就良好，长此以往免疫力也会增强，有利于健康长寿。

美国密歇根大学曾经做过27000人的调查，发现凡是乐于助人和处处行善，和他人相处融洽的，其预期寿命显著延长。相反，心怀恶意、损人利己，与他人相处不融洽的人，其死亡率比其他人要高出一倍半。

"德全不危"的"危"往往被大家解释成动作衰，德行高的人往往不会早衰，更不会半百就衰。或者说尽管岁数不是很大，但是离不开别人的照顾，那就叫危。

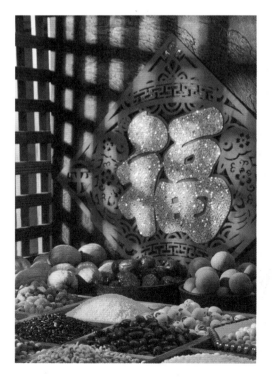

我们再来聊聊大家特别熟悉的"五福临门"。

"五福"这个名词，源于《书经·洪范》，现在已是家喻户晓。"五福"是什么呢？《书经·洪范》说："一曰寿，二曰富，三曰康宁，四曰攸好德，五曰考终命。"

第一福是"长寿"，第二福是"富贵"，第三福是"康宁"，第四福是"好德"，第五福是"善终"。

"长寿"是福寿绵长。

"富贵"是钱财富足，地位尊贵，起码是不缺钱花。

"康宁"是身体健康，心灵安宁，没有烦心事。

"好德"是生性仁善，宽厚宁静，品行高，德行好，广受亲朋好友称赞。

"善终"是平和有尊严地无疾而终。像《黄帝内经》说的"年皆度百岁，而动作不衰"，活了100岁，行动做事一点不衰弱，生活还能自理，最后寿终正寝。

能真正得到这五福的人，必定是平和待人待物的人。"五福"合起来才能构成幸福美满的人生。

16 古代瘟疫为什么死人那么多？

五疫之至，皆相染易

2020年春节，一场灾难——新型冠状病毒感染让全国人民感受到前所未有的恐慌。这次疫情期间，中医的治疗效果有目共睹，尤其在控制轻症转重症方面效果明显，在重症以及危重症的抢救方面，中西医结合的效果也明显优于单纯的西医疗法。

中医对瘟疫为什么会有明显效果呢？

因为治疗外感病是中医的优势和长处。我们以前说过六淫——风寒暑湿燥火，"虚邪贼风，避之有时"中的虚邪主要就指六淫。瘟疫也属于广义的外感病，上千年的伤寒学、温病学研究的内容就包括瘟疫。

有人说，没有证据证明中药可以杀死新冠病毒，中医是怎么取得效果的呢？其实，中医主要依靠两条，扶正和祛邪。其一，扶正。通过各种手段扶助正气，正气强则可以更好地与邪气（病毒）做斗争，而不是直接杀死病毒。其二，祛邪。发汗解表、祛湿化湿

（包括利尿）、泻下通腑（通便）等都是祛邪的办法。当外邪侵犯人体，中医强调不要"关门打狗"，否则容易敌我两伤，应该给邪气以出路，如此，邪气（包括病毒）可以通过排汗、利尿、通便等手段排出体外。

张伯礼院士打了个比方，说家里有垃圾，生虫了，老拿消毒剂杀灭，过几天还会生虫，把垃圾直接拿出去扔掉不就可以了嘛。条条大路通罗马，对付外邪侵犯人体的外感疾病，中医从古到今积累了丰富的经验，不见得非要有直接杀灭病毒的药，同样可以治病救人。

既然中医治疗瘟疫有效，而且效果还不错，那么为什么历史上每来一场瘟疫，人口就会锐减呢？

张仲景在《伤寒论》序言中说，"余宗族素多，向余二百。建安纪年以来，犹未十稔，其死亡者，三分有二，伤寒十居其七"。张仲景家族本来挺大，超过200人，"建安纪年以来"，建安纪年是公元196年到220年，"犹未十稔"，不到十年，"其死亡者，三分有二"，死了2/3，"伤寒十居其七"，70%是死于伤寒。伤寒就是外感病，包括瘟疫。

著名文学家，曹操的儿子曹植在《说疫气》中记载，"建安二十二年，疠气流行。家家有僵尸之痛，室室有号泣之哀"。"家家有僵尸之痛"，家家都有去世的，"室室有号泣之哀"，每个屋都有人在哭，说明死亡率非常高。

中医治疗瘟疫效果不错，为什么死亡率还这么高？

《素问遗篇·刺法论篇》说："黄帝曰：余闻五疫之至，皆相染易，无问大小，病状相似。不施救疗，如何可得不相移易者？"

黄帝发问，五疫（指木火土金水五种瘟疫，主要是按照五运六气来命名的，这一年是木运、火运、土运、金运或者水运，是太过还是不及，按照这些命名为木疫、土疫、火疫、水疫、金疫，叫五疫）来了以后，"皆相染易"，互相传染。"无问大小，病状相似"，男女老少的表现都差不多。"不施救疗，如何可得不相移易者？"假如我们不吃药，不采取办法预防，"救疗"的意思就是不用医药学的方法来预防，怎么才能够不传染呢？

"岐伯曰：不相染者，正气存内，邪不可干，避其毒气"，强调一个问题的两个方面。

首先，正气存内，邪不可干。正气强盛，邪气就很难侵犯我们。这个要灵活看待，假如正气强，传染的机会就小，但不能说百分百不传染。但即使传染上，正气强的人可能比较轻，轻症转成重症的概率也小。这次疫情也一样，有人症状就很轻，自己在家喝白开水就痊愈了；有人病情发展很快，"一日三变"，进展迅速，这和其正气的强弱有关系。

其次，学中医的都知道前面八个字"正气存内，邪不可干"，因为岐伯把"避其毒气"放到后边了，其实，应该放在前面。不接触病毒，不接触传染源，自然而然就得不上病，最重要的还是避其毒气。

岐伯的回答非常有辩证意义，强调了两个方面。

这次疫情中，很多指标证明了中医治疗新冠感染有明确的疗效。但为什么古时每次瘟疫来死亡率都那么高？因为做不到避其毒气！

古时不像现在，政府能制定各种强有力的政策措施，甚至采取封城做法，这在古代是做不到的。加之家庭成员接触密切，所以说做不到防御隔离是导致古代瘟疫病死亡率高的主要原因。

不能因为古代瘟疫使人口锐减，就认为中医治疗瘟疫无效，相反，中医在改善症状、指标，降低死亡率方面有明确的疗效。

黄帝所问的"不施救疗，如何可得不相移易者"，即不吃药，不用中医的治疗方法，能不能避免传染。"正气存内""避其毒气"，正是对能不能预防瘟疫的问题的回答。

如果做不到避其毒气，中医还有什么办法能预防瘟疫呢？同样在《素问遗篇·刺法论篇》里记述了一个小方子"小金丹"："冰水下一丸，和气咽之，服十粒，无疫干也。"用冰水送服一丸小金丹，缓缓服下，等服到10粒的时候，就染不了瘟疫了。

我个人认为，小金丹这个方子的组成，有很多是有毒有害的东西，不提倡使用。而且，这句话也要打问号，因为不同的瘟疫传染性不一样，有弱有强。致死率也不一样。谁也不敢保证一个方子就能让人不得瘟疫。

武汉暴发新冠感染的时候，国家果断出手，全面封城。其实，古人虽做不到"封城"，但也曾经采取过类似的局部隔离措施。

西汉时期公元2年暴发瘟疫，汉平帝下诏："民疾疫者，舍空邸第，为置医药。"由朝廷安排宅房特别是有钱人家的大宅院"邸第"，腾出来作为隔离医院，治疗瘟疫患者。唐朝有佛教会设立的"病人坊"用于隔离麻风病人，内有僧人为患者治病，相当于现代的慈善机构。武则天时期，"病人坊"改称为"悲田养病坊"，由朝廷出面管理。可见古人很早就开始懂得使用隔离的方法，切断瘟疫的传染途径，阻止疾病的传播。

瘟疫早有记载，如《吕氏春秋·季春纪》记载："季春行夏令，则民多疾疫。"但中医学瘟疫理论比较成熟的时期是在明末。

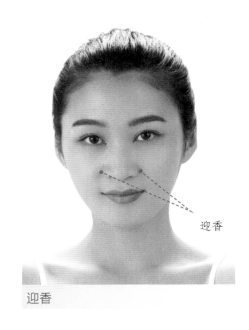

迎香

迎香

明朝末年大疫流行，江苏吴县人吴有性写了很有名气的《温疫论》，他说："夫温疫之为病，非风，非寒，非暑，非湿，乃天地间别有一种异气所感。"

"夫温疫之为病"，瘟疫怎么来的？不是风寒暑湿燥火六淫所致，是自然界有了一种异气，当时由于科技手段不够先进，不知道是什么，其实有可能是一种特殊的病毒。

给大家介绍个小办法预防流感：

经常揉按迎香。迎香在面部鼻翼外缘中部旁。还可以拿热毛巾焐焐鼻孔，因为流感是通过上呼吸道感染的，上呼吸道首先就是鼻子以及咽喉。或者用吹风机对着迎香穴吹热风。

历史上还有很多记载，比如瘟疫流行时进行空气消毒。中医不叫消毒，叫辟秽。一般是用艾叶、苍术，点燃后熏室内，熏后开窗通风。研究证实，用艾叶、苍术一点不亚于现在的消毒剂的效果。

17 中医怎么提高人体免疫力？

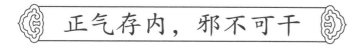

正气存内，邪不可干

相信很多人都想知道究竟该如何提高人体免疫力？中医是怎么提高免疫力的？

前面我们讲了关于瘟疫病的"正气存内，邪不可干"，强调了人的正气之关键。《灵枢·百病始生》也说道"风雨寒热，不得虚，邪不能独伤人。卒然逢疾风暴雨而不病者，盖无虚，故邪不能独伤人"。

"风雨寒热"，即外在的六淫，风寒暑湿燥火，"不得虚"，假如身体不虚，正气比较强，"邪不能独伤人"，风寒暑湿燥火是很难伤人的。"卒然逢疾风暴雨而不病者"，突然遭到急风暴雨，但是没有得病。"盖无虚"，大概是因为身体不虚。同样遭到急风暴雨，有人感冒发烧，有人就没事儿，因为他正气旺、无虚，"故邪不能独伤人"。这句话是说假如免疫力强，正气不虚的话，外邪很难单独伤人。

以前曾听过一个笑话，一位老中医解释"正气存内，邪不可干"，说只要正气旺即使喝两大碗细菌也没关系。结果这句话传到另外一个西医老师那儿了，那个老师是教微生物与寄生虫学的，他调侃说没听说过细菌可以用碗来盛的。

怎么理解"正气存内，邪不可干"？通俗地说，"虚"说明人体正气不足，只有人体正气旺盛，才能卫外固密，外邪难以入侵，也就不会发生疾病。否则，正气虚弱，邪气就很容易乘虚而入。

中医说的虚，通常有气虚、阳虚、阴虚、血虚，也可以两种以上的虚同时存在。无论是哪一种虚，都可以包括在中医说的正气虚里面。

中医说的正气虚和现代医学说的免疫力弱能不能画等号？这里要反复提醒大家，免疫力低下不等于中医说的虚证。

十几年前，我在中国中医研究院的院报上发表了一篇以此为主题的小文章，有的同事竟然剪下来压在办公桌玻璃板下面，说要时刻提醒自己，不要混为一谈。既然免疫力低下不等于中医所说的虚证，提高免疫力当然也不一定要用补药。

很多人认为西医说的免疫力低下就是中医说的虚，其实不一定。免疫力是现代医学的概念，指人体自身的防御能力，是人体识别和消除外来异物如病毒、细菌的能力。如果免疫力低下，免疫系统就不能发挥正常保护作用，人体就容易被细菌、病毒等感染，所以说免疫力低下最直接的表现就是容易生病。

西医说的免疫力低下和中医说的虚可以是一码事，也可以不是一码事，还可以正好相反。

比如，中医说的气虚确实可以表现为免疫力低下，这时用补气药就能提高免疫力。比如说人参对网状内皮系统的吞噬功能有刺激作用，还有多种免疫细胞功能增强作用，这已经被现代科学所证明。

不仅补气可以提高免疫力，清火也可以提高免疫力。

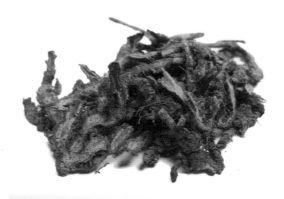

黄连

疫力。比如黄连可以增强家兔网状内皮系统的吞噬功能和肺巨噬细胞功能，它所含的小檗碱还是一种细胞免疫增强剂。

祛湿也可以提高免疫力。如薏米可以增强体液免疫。还有利湿药猪苓，对网状内皮系统功能有明显增强作用。

活血也可以提高免疫力。瘀血不通则痛，身体某些部位疼痛，舌头往往发暗，脸色也偏暗，长黄褐斑。活血药如桃仁对细胞免疫、体液免疫都有明显的改善和调节作用。

这下问题来了，补气可以提高免疫力，清火可以提高免疫力，祛湿可以提高免疫力，活血也可以提高免疫力。提高免疫力，究竟应该用什么药呢？

这就要用到中医说的那句话，辨证、对证。

通俗地说，有火才可以清火，气虚才可以补气，有湿才可以祛湿，有瘀才可以活血。对证，自然可以提升免疫力，不对证，补药也可能起到相反的作用。

有个名词叫"人参滥用综合征"，人参用对了挺好，气虚者越吃越有劲，免疫力也会提升；但是假如气不虚，甚至还可能有火，可能湿气大，可能有瘀血，用了人参会怎样呢？会上火，可能口舌生疮，可能口鼻出血，可能烦躁易怒，可能补得精神错乱，还有可能身上起很"漂亮"的玫瑰样疹子，这些都叫"人参滥用综合征"。所以，不该用人参的用人参，不该补气的补气，不仅免疫力得不到提升，还起了相反的作用，全身紊乱，出现新问题。

有一次我到一家医院会诊，一个老先生所得的病，大家可能比较生疏，骨髓异常增生综合征，也叫白血病前期。病人躺在床上一点气力没有，医院说他免疫力接近零，舌苔满、厚腻，整个舌头上面满满的舌苔。我一看，湿热无疑，属于实证，不是虚证。他床头柜上摆的冬虫夏草、西洋参，因为医院说他免疫力低，所以家属每天给他大补特补，结果把老爷子补得报了几次病危。

我说，首先要把补药全停掉，因为在中医看来是湿证，湿证自然要化湿利湿，绝对不能补，不能因为说免疫力低下就补，越补病人病情越重。我给他开的祛湿、化湿中药，还让家属熬薏米粥，因为薏米开方最多用30~50克，再多中药就成糨糊了。可是熬粥用二两、三两、半斤都可以。

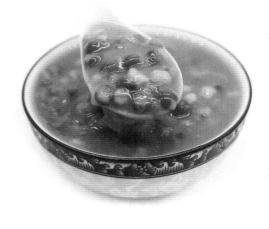

结果病人湿气祛得很快，越利湿身体越好，很快就下床走路了，出院以后一天跳两场舞。

祛湿可以提高免疫力，湿气大的人不能用虫草、西洋参，不能"补虚"。我见过很多老年人家里有保健品，一看快到期了，怕浪费，心疼，就抓紧吃，不仅吃还不按说明书吃，还要加量，尽可能在过期前全部吃掉。结果血压不高的吃出了高血压，本来不咳嗽的咳嗽了。

人们普遍喜欢补。到医院去看病人，一般都送些补品，对不对？没听说过谁探望病人拿点儿祛湿的、拿点儿泻药的。

但是，进补未必能养生，进补未必能提高免疫力，弄不好还会适得其反。有本书叫《蠢子医》，是清朝龙绘堂写的，主要是用歌谣的方式来论述多种病证的治疗经验。其中一首《补益不可泥》里说道：

"世人皆说补益好，岂知补益不当殊难了"，大家都说吃补药好，要知道补益不当更不好。补益泛指食补、药补。

"人身原是小天地，日月为神江河道"，意思是人体内的五脏六腑和各种血脉、经络好比宇宙，好比天地中的江、河、道路，一应俱全、自成体系，遵从规律、配合周密。

"胸膈喜顺利，肠胃喜通调"，胸腔适宜顺畅，六腑以通为顺。《素问·五藏别论篇》说："六腑者，传化物而不藏，故实而不能满也。"

"日食三合米，胜似参芪一大包"，每天三合（合念gě，是古代的计量单位）米，清淡饮食，胜似吃一大包人参黄芪。就是好好吃饭，不要没事吃补品。

"试看今之呆公子，恒列八珍以自高"，看看这些进补的公子哥呆板不，天天服用八珍。人参、白术、茯苓、甘草，是补气的四君子汤，当归、白芍、熟地黄、川芎，是补血的四物汤，合在一起叫八珍汤。

"此皆善于补益者，好似螳螂抱树梢"，这些善补者自鸣得意，其实正好比螳螂抱树梢（比喻自以为高明，却身处危境，十分危险）。

这段歌谣非常明确地强调，"补"得不恰当，反而对脏腑器官功能有害，事与愿违、南辕北辙。

再给大家分享一个真实案例，我曾用中药半个月救了一个小姑娘的命。

小姑娘患的是系统性红斑狼疮，花了120万元治了一年，最后报了9次病危，奄奄一息。我到医院会诊时，见她舌苔很厚，舌尖特别红，表明体内湿气很大还有肺热。这时补药都不能用，要祛湿、化湿再加清火，要用芦根、白茅根、金银花、连翘等。

结果报了9次病危的小姑娘，吃了半个月的中药后，回家过年去了。她曾跟我上过北京卫视《养生堂》，也上过中央电视台《中华医药》做节目。

举这些例子，是想告诫各位，免疫力低下不等于中医说的虚。提高免疫力也不等于要用补药，还是那句话，要对证。中医有句名言叫"有是证，用是药"，"是"就是"这"，有这样的证才用这一类药，没有这种证不能用这类药。

18 识时务者为俊杰

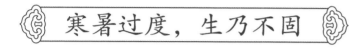

寒暑过度，生乃不固

为什么老一辈的人告诫要"春捂秋冻"，春天不要急于脱掉棉衣，秋天也不要刚见冷就穿得太多，适当地捂一点或冻一点。

《素问·上古天真论篇》开篇就讲了上古之人养生最重要的第一句话"法于阴阳"。阴阳首先指大自然的规律，人要顺应自然界的规律。自然界的规律包括时空两个方面：空间，是地域环境；时间，有四季变化，有昼夜变化，一天之中又有早晨、中午、晚上的变化。我们要顺应自然界正常的气候变化和季节变化。假如四季反常，或者不顺应其正常变化，就可能对身体造成伤害。

《素问·宝命全形论篇》说，"人以天地之气生，四时之法成"。"以天地之气生"，指人的出生，"四时之法成"，但是还离不开四时之法。从出生到老去，每年的春夏秋冬都要顺应、和谐。

顺应自然、顺应四季变化，有助于身体健康平安。不顺应甚至违背自然界的四时变化规律就可能得病。

《素问·生气通天论篇》说，"苍天之气，清静则志意治，顺之则阳气固，虽有贼邪，弗能害也，此因时之序"。说得很清楚，苍天之气清静，人的精神就相应调畅平和。"顺之则阳气固"，顺应苍天的四季变化，真气、正气就旺盛。"虽有贼邪，弗能害也"，即使自然界中有各种各样的邪气，也很难伤害我们的身体，因为我们按照自然界四季变化的顺序、规律来保养身体。

反之，《素问·四气调神大论篇》说，"阴阳四时者，万物之终始也，死生之本也，逆之则灾害生，从之则苛疾不起"。一年四季的变化是万物始终，如环无端、循环往来。"死生之本"，生命的发生和终结都离不开阴阳四时的变化。"逆之则灾害生"，如果违背这个规律，身体也会出现问题。"从之则苛疾不起"，顺应四时变化，就很难得病。

《素问·阴阳应象大论篇》说得更直接，"寒暑过度，生乃不固"。四季变化如果不正常、过度，身体就会发生问题。因为寒暑过度，正常的自然界的六气就会变成异常的六淫，会对人体造成伤害。

《素问·上古天真论篇》说，"虚邪贼风，避之有时"。自然界有四时五行，生长化收藏，产生寒暑燥湿风（《素问·阴阳应象大论篇》"天有四时五行，以生长收藏，以生寒暑燥湿风"）。这些寒暑燥湿风是自然界本来就应该有的，但是当寒暑过度的时候，风寒暑湿燥火就会变成六淫。正常的不叫淫，异常的就变成六淫，六淫就会对人体产生伤害。

"虚邪贼风，避之有时"。六淫都叫虚邪，自然界的气候是四时，怎么就会发生异常的情况？寒暑怎么就会过度了呢？

《素问·六节藏象论篇》说："帝曰：五运之始，如环无端，其太过不及何如？"木火土金水五运的推移，像个圆圈一样。怎么样是太过，怎么样是不及呢？

"岐伯曰：五气更立，各有所胜，盛虚之变，此其常也。"木火土金水叫五气，更立就是轮流，各有所胜，春天风盛，夏天火盛，长夏湿盛，秋天燥盛，冬天寒盛，各有所胜。盛虚之变，这个季节有盛的，其他虚，就叫盛虚之变。这是正常规律。

下边黄帝又问了："平气何如？"即正常的情况是怎样的呢？"岐伯曰：无过者也"，只要不过分就是平气。黄帝又问："太过不及奈何？"什么叫太过，什么叫不及呢？"岐伯曰：在经有也"，岐伯回答说经书上都写着呢。"帝曰：何谓所胜？岐伯曰：春胜长夏，长夏胜冬，冬胜夏，夏胜秋，秋胜春"，胜是有规律的：春胜长夏，就是木克土；长夏胜冬，就是土克水；冬胜夏，就是水克火；夏胜秋就是火克金；秋胜春就是金克木。

下面岐伯又回答了两句说"未至而至，此谓太过"，还没到冷的时候天气就冷了，时令还没有到，气候到了，这叫太过，就是异常。

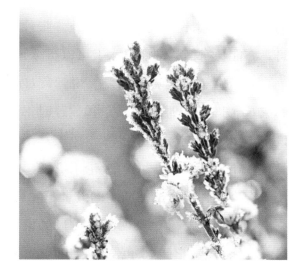

时令还没到，不该热的时候天气热了，这也叫时未到气候到，也叫太过。

反过来，"至而不至，此谓不及"，时令到了但是气候不到，明明天该冷了，该下雪了，就不下，天气就是不冷，这叫至而不至，也叫作不及。

"寒暑过度"，冷热太过和不及都是过度，未至而至、至而不至，都叫过度。既然是过度，就可能引发六淫，侵害人体。故要格外小心，保护好身体。

张仲景《金匮要略》中说，"夫人禀五常，因风气而生长。风气虽能生万物，亦能害万物，如水能浮舟，亦能覆舟"，五常就是五气、五运，木火土金水、春夏秋冬加上长夏。人离不开季节的变化叫人禀五常。"因风气而生长"，这个"风气"大家要灵活看待，就是因每个季节不同而生长的意思，生命是伴随着四季气候的变化而生长、新陈代谢的。可是"风气虽能生万物，亦能害万物"，自然界四季的变化，对万物的生长有好处也会带来害处。我们刚才举的例子，太过不及就会带来害处。张仲景又打了比方，说"水能浮舟，亦能覆舟"，即船在水上可以漂浮，水也可以让船侧翻。

著名佛学经典《药师经》说到灾难时，有两条是寒暑过度引起的灾难，即"非时风雨难"和"过时不雨难"，"非时风雨难"是说不该下雨的时候下个没完，风灾、雨灾、洪灾。"过时不雨难"是说该下雨不下，旱灾。无论雨灾或旱灾，大灾往往带来大疫，即使没有大疫，也会给体质差的或者不注意养生的人带来疾病。

我们剖析寒暑过度两种最常见的情况——太过和不及，是指的自然界大气候，有时小范围也可出现问题。

记得有一年我们去昆明旅行，从昆明坐大巴去丽江，好几个小时。当时是夏天，当大巴车开到半山腰的时候，停在一个旅游点，天气突变，刮风下雨，大家都冻得哆嗦。这些旅游点卖各种各样的土特产，唯独没有卖衣服的。大家说这些人真不会做生意，假如有卖衣服的，不管什么衣服什么价格，大家都会去买。

寒暑过度，我们不能仅仅理解成一年四季的变化，也可能在一天之中有变化。那些大巴上的游客经过半天的寒冷挨冻，有的人到宾馆就发烧感冒了。

《素问·六节藏象论篇》说，"不知年之所加，气之盛衰，虚实之所起，不可以为工矣"，中医大夫不知道季节变化，不知道气之盛衰，哪个是实，哪个是虚，虚实是怎么起来的。"不可以为工"，做不了高明的大夫。

《素问·疏五过论篇》也说过，"圣人之治病也，必知天地阴阳，四时经纪，五脏六腑"，圣人治病要知道天地、阴阳，四时经纪，一年之中四时变化，更不用说五脏六腑，即要了解人的生理。

这个运用到临床上也有意义，给大家举个例子。

一年夏天，一对夫妻请我给他们的儿子会诊。儿子25岁，高烧9天，舌苔满厚而腻，体内湿气很重。已经看了北京的好几家三甲中、西医院，就是不退烧。做了各种检查，胸片、核磁、CT，还要继续检查，我说再继续检查就该抽骨髓了。

中医讲望闻问切，我问病人是怎么发起烧的呢？说大热天对着风扇吹了一夜。这就是寒暑过度，受风过度，尽管没有多少感冒的表现，没有打喷嚏、流鼻涕、怕冷，身上也不疼。

我看了他吃的方子，是名方"三仁汤"，专门治疗湿证的，主要

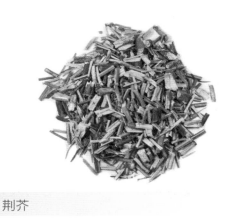

荆芥

是杏仁、薏苡仁、白蔻仁，当然里头还有厚朴、木通、滑石、半夏、竹叶等其他药。为什么不见效？因为大夫没有问到这个病因，没有发现寒暑过度中的风邪过度。

我在原方基础上加入几味祛风的药，荆芥、薄荷等，第二天下午3点病人就开始退烧了。

寒暑过度，生乃不固。对此，我们还要开阔思维。《黄帝内经》说的是四季气候变化过度导致人生病，现在还有可能是人造环境所致，夏天空调吹得过度可以得空调病，冬天暖气过热也可以得病，该脱时不脱、该穿时不穿也会造成问题。甚至在没有暖气的地方，冬天电褥子使用过度也会引起健康问题。

19 学会逆向思维

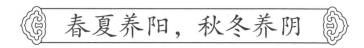

春夏养阳，秋冬养阴

小朋友背《千字文》："寒来暑往，秋收冬藏。"大人就解释：寒暑循环变换，来了又去，去了又来；秋季里忙着收割，冬天里忙着储藏。

养生也要注意八个字，春生夏长，秋收冬藏。

"秋收冬藏"究竟要收什么藏什么？经过前面的学习，大家应该大致明白了这句话的意思：只有顺应自然四季、物候的更替和变化，才能做到合理养生、益寿延年。

我们讲过"寒暑过度，生乃不固"，是要人顺应四季的变化。关于顺应四季变化以养生，最著名的一段在《素问·四气调神大论篇》。中医说的气在每个地方含义不一样，《四气调神大论篇》里的四气讲的是四季。调神，即这样养生对我们的神就有好处，并不是直接讲调神的办法。这一段是这么说的：

"夫四时阴阳者，万物之根本也。所以圣人春夏养阳，秋冬养阴，以从其根，故与万物沉浮于生长之门。逆其根，则伐其本，坏其真矣。故阴阳四时者，万物之终始也，死生之本也。逆之则灾害生，从之则苛疾不起，是谓得道。道者，圣人行之，愚者佩之。从阴阳则生，逆之则死；从之则治，逆之则乱。"

"四时阴阳者，万物之根本"，四季更替变化是万物之根本，"所以圣人春夏养阳，秋冬养阴"，下面我们会专门讨论这两句话。"以从其根"就是说这是根本。"故与万物沉浮于生长之门"，人要和自然界万事万物一样沉浮于生长之门，生长化收藏跟着这个规律来养生。"逆其根，则伐其本，坏其真矣"，假如和这个根本相违背，对身体的根本就不好，对真气也会有伤害。"故阴阳四时者，万物之终始也"，一年四季是万物之终始，万物生长新陈代谢的终始是死生之根本。"逆之则灾害生"，违背就要出问题，"从之则苛疾不起"，顺从尊重自然就不会得病。"是谓得道"，《黄帝内经》是一本围绕健康和生命的道书，如果我们顺从四季的更替交换，这就叫得道。"道者，圣人行之"，聪明的人应该顺应道，"愚者佩之"这个佩是背的意思，违背，没有智慧的人会违背道。"从阴阳则生，逆之则死"，这里的阴阳讲的还是四季、气候的变化。顺应就生，逆之则死，不见得一定是死亡，但会是不好的结果。"从之则治，逆之则乱"，治就是正常、太平，人体气血流通，平安健康。逆之则乱，就会出乱子。

这一段里的"春夏养阳，秋冬养阴"该怎么理解呢？本来春天、夏天阳气比较旺，反而强调要养阳。秋天和冬天阴气比较旺，却强调要养阴。怎么理解？

　　明代医学家张景岳这么解释，说"阴根于阳，阳根于阴。阴以阳生，阳以阴长"，意思是说阴离不开阳，阳也离不开阴。没有阳，阴就没法生；没有阴，阳就没法长。他说"所以圣人春夏养阳，以为秋冬之地，秋冬则养阴，以为春夏之地，皆所以从其根也"，所以圣人才会强调春夏养阳，这样是为了秋天和冬天的时候好，秋天冬天养阴是为了来年的春夏好。意思是：养阳是为了阴，养阴是为了阳。这句话有点绕，尽管有一定道理，但不好理解。

　　有的专家这么解释，说一年四季的规律是春生、夏长、秋收、冬藏。春生夏长，春夏养阳的意思是养生和养长。秋收冬藏，秋冬养阴的意思是养收和养藏。这个可以解释得通。

　　我还有另外一种理解。夏天人们都愿意待在凉快的地方、吃冷饮，这无可厚非，但经常带来贪凉饮冷太过的问题，太过就容易伤阳。夏季在空调房间待的时间太长，空调开得太冷，也常常出现空调病，如空调伤寒，导致关节疼、月经问题，等等。

　　这就是大热天没注意到养阳，认为天热我就要和它相反，要凉快凉快，结果凉得太过伤了阳气。为了提醒大家注意，所以《黄帝内经》要反着来讲，不要以为春夏天热阳气旺，就可以肆意贪凉饮冷，这样容易损伤人体阳气，所以强调要春夏养阳。

　　秋冬养阴也是一个道理。到了秋冬季，天气越来越冷，万物肃杀，阳气收敛，可以多吃些热性的东西，如羊肉、火锅等，喜欢进补的朋友也可以饮一些泡的药酒等。这都无可厚非，但也是要有个度。比如冬天吃羊肉火锅，吃热性的东西过多，可能会上火，上火以后会伤阴。《黄帝内经》强调秋冬养阴，就是为了提醒大家，不要以为到了秋冬，阳气收敛，就可以过度地吃热性的食品，多穿衣服，房间温度调得过高，这都有可能会上火伤阴，所以《黄帝内经》强调秋冬养阴。

这种情况非常多见，《伤寒论》讨论伤寒病，伤寒病在古代没有空调的时候，一般出现在冬天。现在由于空调的普及，伤寒就经常在夏月出现，称之为夏月伤寒或者空调伤寒。中医的火神派推崇补阳气，喜欢用温热类中药附子、肉桂、干姜，山西的名老中医李可先生就擅长用大温大热的药物治疗疑难重症。他在广东待了一两年，发现一个规律，广东炎热的时间比较长，大家贪凉饮冷。所以在这种热带地区伤阳气的现象较普遍，一方面是吃凉性的东西，一方面吹空调吹风扇。所以李可先生强调，在这种热带地区更要特别强调养阳。这和《黄帝内经》强调的春夏养阳同出一辙，一个道理。

冬天因为暖气开得太热，火锅吃太多，羊肉吃太多，很多人会上火。我们还经常看到有些男性喜欢补肾，冬天补肾阳，喝白酒，泡一些热性的药材，鹿茸、鹿鞭。结果喝得口舌生疮，有的还因此血压升高，上火导致伤阴。

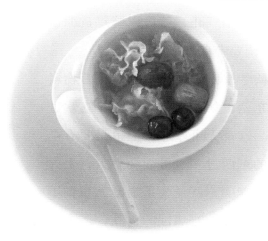

所以，结合实际生活和临床常见问题，我认为"春夏养阳，秋冬养阴"是一种智慧，因为中医是哲学，是辩证法。我们前面讲过，《黄帝内经》强调欲望要小，"恬淡虚无，真气从之，精神内守，病安从来"，可是又说"各从其欲，皆得所

愿"，人还可以有一点小欲望，容易达到的欲望，这也是一对辩证关系。

谈到瘟疫的时候，《黄帝内经》说"正气存内，邪不可干"。正气旺盛，邪气就很难侵犯人体，但又强调"避其毒气"。一方面强调正气，一方面强调毒气，这又是一对辩证关系。

"春夏养阳，秋冬养阴"也是辩证关系，需要逆向思维。所以，学习经典，不要老顺着一个方向走，有时要换个方向。

我们反复说到阴阳，阴阳要怎么理解呢？

远古时代，人们日出而作，日落而息，观察最多的就是太阳的升起和落下。当太阳升起，挂在天空，山的南面、水的北面受到更多的太阳辐射，人们看到自然界的景象是明亮、温暖的，而在山的北面、水的南面，则是晦暗、寒凉的感觉。所以古人说山南水北为阳，山北水南为阴。

古代经常用阴阳来命名一些地方，都与这层意思有关。衡阳，当然在衡山的南面。江阴自然也是在长江的南边。

阴阳是相对的哲学概念，如上为阳，下为阴；外为阳，内为阴；昼为阳，夜为阴；春夏为阳，秋冬为阴；温热为阳，寒凉为阴；干燥为阳，湿润为阴；轻为阳，重为阴；兴奋为阳，抑制为阴……

阴阳说在中医的应用是很广泛的，渗透在中医学的各个方面，所以《黄帝内经》说："人生有形，不离阴阳。"

20 春季百花开，来道健康菜！

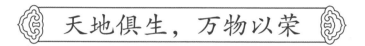

天地俱生，万物以荣

前面讲了寒暑过度的话题，其实还是围绕着"法于阴阳"里最重要的一条，顺应季节的变化。

法于阴阳，就要法于四时，首先是四时里的第一季，春季。春季应该怎么保养呢？

二十四节气歌说，"春雨惊春清谷天，夏满芒夏暑相连，秋处露秋寒霜降，冬雪雪冬小大寒"。

春季有六个节气，"春雨惊春清谷天"。立春是第一个节气，是一年四季的开始，四时之始。雨水，东风解冻，冰雪皆散而为水，化而为雨。惊蛰（本来叫启蛰，因为汉朝时避汉景帝刘启的讳，就改为惊蛰了，这在古代很常见，包括中药名有的也是因为避讳而改名。比如山药，在张仲景书里叫薯蓣，唐朝有个皇帝叫李豫，只好改成薯药。到了宋朝，又出了个皇帝叫赵曙，又改叫山药），蛰虫始振，蠢蠢欲动，所以叫惊蛰。春分和秋分的分都是平和均的意思，阴阳相

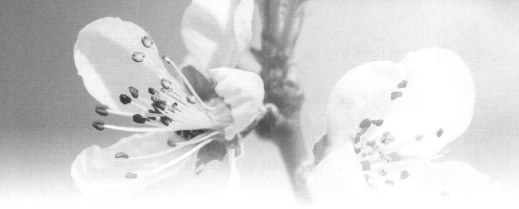

半。清明，万物生长，清静明洁。谷雨，谷得雨而生。

从这六个节气总结出一个规律，春天重在生！春生夏长，秋收冬藏，所以春天要养"生"。这个"生"不是指生命的生，是指生发和生长，万物都要生发和生长。在春三月里要顺应自然界生发和生长的自然规律，法于阴阳，法于四时，法于春天。

《素问·四气调神大论篇》讲春天养生是这么说的：

"春三月，此谓发陈，天地俱生，万物以荣。夜卧早起，广步于庭，被发缓形，以使志生，生而勿杀，予而勿夺，赏而勿罚，此春气之应，养生之道也。逆之则伤肝，夏为寒变，奉长者少。……逆春气，则少阳不生，肝气内变。"

"春三月，此谓发陈"，春季三个月叫发陈，推陈出新，经过一冬天的避藏，陈旧的东西要生发掉。"天地俱生，万物以荣"，天地之间万事万物都开始生长，开始繁荣，欣欣向荣。这时人类应该怎么办？要"夜卧早起"，夜卧指晚上休息不要太早，早晨要稍微起得早些，顺应自然生发之气。"广步于庭"，古人自己家里有院子，在院子里散步。"被发缓形"，被是披的意思，古代男人也留长发，散步时把头发放开，缓形指身上不能穿得太紧，不能穿紧身衣服。这几句话的意思是要适应自然界生发向上繁荣的规律，要放松，要活动。"以使志生"，志就是精神意志，这样我们的情绪、精神也会逐渐振作。

肝对应春天，肝主疏泄，不能抑郁压抑，这些动作有助于肝气疏泄更加正常。

接下来这三句和自然界的规律也是一样的，"生而勿杀，予而勿夺，赏而勿罚"。春天主生发，对自然界的万事万物是保护，不能伤害。予而勿夺，要给予而不是夺取。赏而勿罚，要奖赏不要惩罚，否则就违背了自然界的规律。

"逆之则伤肝"，违反规律就会伤肝，我们讲了四时、五脏、阴阳，季节和脏腑是对应的，春天对应肝。如果不适应春季自然界的生长规律，就会损伤肝脏。

"夏为寒变，奉长者少"，肝脏属于木，木生火，假如肝伤以后，生火的功能就差，夏天主火，一旦生火的功能差，夏火来源不足，本来夏天应该感觉热，现在则"夏为寒变"，不见得是寒，就是没有正常情况下感觉那么热了，木生火的力量不够，火源不足，"奉长者少"，春生夏长，如果夏天的热源不足了，自然而然生长的力量就不足了。

"逆春气，则少阳不生，肝气内变"，如果不和春天之气相顺应，而是逆着来，"则少阳不生，肝气内变"，春天叫少阳，就是阳气还不是太旺盛，那么少阳之气生发的力量就不足。"肝气内变"还是说的伤肝。

咱们学习《黄帝内经》时也不要被某些文字所束缚，比如这几句话"夜卧早起，广步于庭，被发缓形"，不见得非要按这个去做，是什么意思呢？是要顺应春季生发向上的这种趋势，使身体有一种放松、自然而然的、生发向上的态势，这样无论是对形体还是情志都有好处，否则的话就伤肝。伤肝以后肝主疏泄的功能受到影响，就会肝郁，肝气郁结。肝气郁结会导致很多问题，常见的有胸胁胀满、打嗝、嗳气、情绪压抑，久之还会肝郁化火，肝火旺。

《素问·上古天真论篇》一开始就强调"上古之人，其知道者，法于阴阳"，法于阴阳，关键是法，效法。我们这儿讲的春季，要法于春季。春天的特征是生发生长，身心也要生发生长，要尽量符合这个规律。

到了春季各种野菜多了，像香椿、槐花、马齿苋、马兰头、鱼腥草等比比皆是，给各位介绍一种春季到处可见的野菜。

蒲公英外号叫"处处有"，处处都有，因为蒲公英种子上面有白色长柔毛，花开以后种子随着风，飘到哪里长到哪里，所以叫处处有。

蒲公英是常用的药食同源的植物，有很多作用，可以清热解毒，治疗乳腺炎。研究证明蒲公英对胃也非常好，对幽门螺旋杆菌有一定的杀灭作用，古书里就记载胃疼的人可用蒲公英。

蒲公英性凉，假如寒性的胃疼怎么办？古人就想办法，既要用它治疗胃痛，又要避免其凉性，将白酒和蒲公英一起服用，用酒减除蒲公英的凉性，保留它止胃痛的作用。

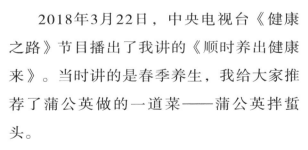

2018年3月22日，中央电视台《健康之路》节目播出了我讲的《顺时养出健康来》。当时讲的是春季养生，我给大家推荐了蒲公英做的一道菜——蒲公英拌蜇头。

蒲公英尽量不要用刀切，揪碎就可以。锅里盛水加点盐，烧开后把蒲公英放进去焯一下，焯完马上放入凉水泡一会儿。炒

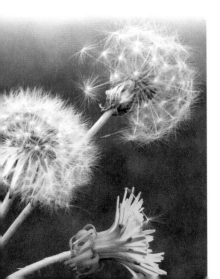

锅放油，湖南剁椒煸炒，再放点儿蒜末炒成剁椒油。把蒲公英沥干水分以后再放上蜇头，加点糖、鸡精、米醋、剁椒油，拌匀后即可食用。

春季有个传统叫咬春，吃春盘儿、春卷儿。古人的意思也是吃一些五辛菜，因为辛味菜能够发散，顺应自然界的生发之气。

21 夏季暑湿重，喝碗养生粥

天地交变，万物华实

前面说了春季养生，这一节讲夏季养生。

夏天要养"长"，因为夏天是最繁茂的季节。那什么是养长？

同样，首先请大家熟记二十四节气歌："春雨惊春清谷天，夏满芒夏暑相连，秋处露秋寒霜降，冬雪雪冬小大寒。"夏季六个节气，即立夏、小满、芒种、夏至、小暑、大暑。

立夏，"四月立夏为节者，夏，大也，至此之时，物已长大，故以为名"，立夏之时，自然界各种草木已经长大。中医经常说到一个词叫长夏，有的念zhǎng夏，究竟应该念什么呢？理解的角度不一样，念zhǎng夏的是因为夏天要长养，尽管春天主生发生长，但夏天才是生长之极呢，所以可以念zhǎng夏。夏天又长，夏日之长，有三春九夏之说，体现了春之短夏之长，所以又可以念cháng夏，各有道理。

二十四节气里有几个节气是比较重要的，"两启两闭""两分两至"，两启是指立春和立夏，春夏时候万物生发、长养，所以叫启。两闭指立秋和立冬，秋天和冬天闭藏。两分是春分和秋分，两至是夏至和冬至。

小满，二十四节气一般都指气候，寒来暑往，但有时是物候，是按照自然界这时该有什么现象叫物候，比如说鸟语花香就是物候。"小满者，物致于此小得盈满"，这个节气关注点在物不在气候。

芒种，芒种的芒也可以写成繁忙的忙，芒种就是忙种，太忙了，"麦黄农忙，秀女出房"，有芒的作物，麦子应该收，稻子应该种，所以叫芒种。

夏至，俗话说"夏至未来莫道热"。到夏至，天气才真正开始热起来。夏至是北半球白昼最长的日子，标志着盛夏季节的开始，很快就进入伏天，伏的意思是指阴气潜伏，而阳气一片蒸腾。

小暑，谚语说"小暑大暑，上蒸下煮"，韩愈写过"如坐深甑遭蒸炊"，甑是古代一种陶器，一种炊事用具，形容人热得像坐在蒸笼里一般。

大暑，"大者，乃炎热之极也"，一年四季之中最热的时候，热到极点了。有个成语叫吴牛喘月，它的本意是什么呢？《风俗通义》说，"吴牛望见月则喘，彼之苦于日，见月怖而喘矣"，说吴地，大概江苏那个地方的牛，苦于日，热怕了，看见月亮都以为是太阳，一害怕就喘，叫吴牛喘月。

整个夏季这六个节气大家能看出

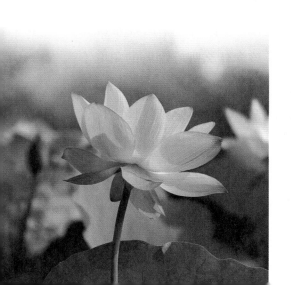

来它的趋势——夏长，万事万物都生长到了最繁茂的时候，所以这时人也应该顺应自然之道。

我们看《素问·四气调神大论篇》是怎么说的：

"夏三月，此谓蕃秀，天地气交，万物华实。夜卧早起，无厌于日，使志无怒，使华英成秀，使气得泄，若所爱在外，此夏气之应，养长之道也。逆之则伤心，秋为痎疟，奉收者少，冬至重病。……逆夏气，则太阳不长，心气内洞。"

"夏三月"，夏季这三个月，阴历的四、五、六月，也叫孟夏、仲夏、季夏。孟、仲、季，指排辈的老大、老二、老三。"此谓蕃秀"，蕃秀就是自然界的树木（包括农作物）繁荣秀丽。"天地气交"，天气下降，地气上升，阴阳之气相交。"万物华实"，树木又开花又结果，这个"华"通开花的花，"实"是结果，一派万物繁荣的景象。

夏季应该怎么养生呢？要"夜卧早起"，晚睡一点，早起一点。法于阴阳，如何法于阴阳？夏天天很长，天黑得晚，亮得早，所以要睡得晚起得早，这就是顺应自然，法于阴阳。"无厌于日"，这是一年四季里白天最长的时候，不要不习惯，叫无厌于日。"使志无怒"，这时阳气旺，人容易火气大，心对应的是夏天，还对应的是火，所以容易心火旺，尽量不要发火、着急。"使华英成秀"，华英的意思就是花，其实是打个比方，意思是让我们的精神状态比较充沛自然。"使气得泄"，天气热，人自然就容易出汗，阳加于阴谓之汗，这是正常现象。不能因为天热就老待在空调房里，不让身体出汗，那样会导致伤阳，导致空调病，所以《黄帝内经》说春夏养阳。"若所爱在外"，应该习惯这种自然现象，出点汗有好处。"此夏气之应，养长之道也"，夏天对应的就应该是这种自然现象，这是养长之道。

"逆之则伤心"，不顺应自然界的规律，伤的是心，因为夏天对应的是心。伤心以后，"秋为痎疟"，心火受郁而感风寒，寒热交争发为疟疾。"奉收者少"，会影响到秋天的收。不仅仅是夏天的心容易受到影响，到下个季节，秋天，人顺应秋天的自然功能也会受到影响。"冬至重病"，到了冬天以后还有可能加重疾病，或者叫重（chóng）病，重新发作疾病，都能讲通。我们不能拘泥于这句话，认为逆夏天的养生之道只出现这些疾病，而是应该理解为，假如夏天不注重养长，会出问题。

同样，这篇还说到"逆夏气，则太阳不长，心气内洞"，春天是少阳，夏天是太阳，阳气比少阳盛。如果逆了夏气，会太阳不长，太阳之气就受到影响。"心气内洞"，这句话的含义有争议，和上句我们说的"逆之则伤心"一个意思，容易影响到心的功能。

以上是夏天的养生之道，其实就是一个词——养长。

2019年8月3日，我在中央电视台《健康之路》做过一期夏季养生的节目，针对夏天容易出现的问题，给大家推荐了几个小食疗方。

刚才说了夏天要"无厌于日"，有人就要厌于日，太热不行，贪凉饮冷，跑到空调房间里，车里头也把空调开得很冷，办公室、餐馆处处都是哪里凉快去哪里，这样就容易得空调伤寒。

为了预防夏天的空调伤寒，我给大家推荐了第一个食疗方荆芥。荆芥是一种菜，在中原地区有一道菜——凉拌荆芥。

荆芥里含有挥发油，可以发汗解表、祛风散寒。经常在空调房间里待着，可以喝点荆芥茶。我在节目里推荐的是荆芥煎饼，把荆

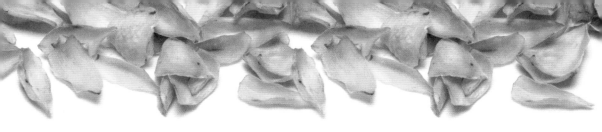

芥加面糊做成煎饼。

第二个推荐的是百合，为什么推荐百合呢？刚才说夏天要"使志无怒"，夏天天气炎热，容易心火上炎，容易烦躁。为了清心安神，给大家推荐了一款百合的食疗方。

百合大家都很熟悉，但是可能不知道为什么叫百合。《本草纲目》有两种说法，一种是百合像蒜一样，一瓣一瓣地包着，所以叫百合，一百瓣。还有一种说法，古代有一种病叫百合病，因为百合能治疗百合病，所以叫百合。

百合病是什么表现呢？从行动上讲，欲卧不能卧，欲行不能行。躺着也不行，站着也不行，怎么都不舒服，这叫行动上的不舒服。从饮食上讲，食欲时好时坏。从感觉上讲，如寒无寒，如热无热，说冷不是冷，说热不是热，但是一会儿有点冷，一会儿有点热。从情绪上讲，经常默然，沉默寡言，类似抑郁症。

百合病在张仲景的《伤寒杂病论》里有专篇介绍，里面有好几个小方子治疗百合病。我当时在电视上给大家推荐的叫百合鸡子黄汤，也是张仲景的方子。

用滚烫的煮过百合的水冲生鸡蛋（当然原书是用鸡蛋黄，我们用整个生鸡蛋也可以），可以滴点儿香油，加点白糖或者蜂蜜后服用。

百合鸡子黄汤可以安神、清心，对缓解夏季天气炎热导致的心神不宁有一定作用。

给大家推荐第三个食疗方，荷叶绿豆粥。夏天除了暑热，还有

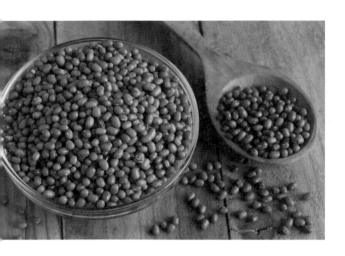

湿气大。特别在南方地区有梅雨季节，老下雨。那种热和北方的热不一样，北方是干热，南方是黏糊糊的热，湿气大。为了清暑益气利湿利尿，我推荐荷叶绿豆粥。

湿气重会出现很多不舒服，如头晕、大便不爽、大便黏腻粘马桶等。荷叶利湿还可以轻身，轻身的意思不是减肥，而是让身体轻快，其实就是抗疲劳，利湿一身轻。

用荷叶和绿豆煮的粥叫荷叶绿豆粥，绿豆也可以利湿，所以搭配在一起对祛除暑湿有很好的作用。

22 秋季好干燥，养肺吃啥好？

天气以急，地气以明

四季养生，前面讲了春夏，春生夏长，秋收冬藏，本节我们讲秋收，如何养收。

提到秋天，大家往往想到"枯藤老树昏鸦，小桥流水人家，古道西风瘦马"的萧瑟景象，想到"月落乌啼霜满天，江枫渔火对愁眠"的寂寥情绪。的确，中国文化有"悲秋之情"，影响深远，历来迁人骚客都有感触。因为秋天没有夏天那种生机勃勃的感觉，而是万物沉寂，一派衰败的景象。

基于季节环境从繁荣到衰败的变化，智者提出了"秋收"养生关键词。但这个"收"究竟是什么意思呢？

我们来看秋天的六个节气，"秋处露秋寒霜降"。

第一个节气"立秋"，立秋凉风至，稍微有点凉意，炎热的夏天酷暑难耐，立秋后稍微有了一点改善，如谚语说，"立了秋，扇子丢"。但是也不一定，还要看具体的地域。

第二个节气"处暑"，处暑的处，处者，止也，意思是暑天到此就结束了。刚才说的立秋节气，有秋之名无秋之实，因为立秋时尚与暑气为伍。即使是处暑也还挺热的，有一句谚语"处暑十八盆，谓沐浴十八日"，说的就是即使到了处暑，每天还要洗凉水澡，要洗十八天，一直洗到白露。

第三个节气"白露"，"露凝而白，气始寒也"，露水凝结以后变成白色，说明气候变寒了，真正开始转寒是白露。有两句谚语，第一句是"过了白露长衣长裤"，不能再穿短裤、小背心、T恤衫了，该穿长衣长裤了。第二句谚语也很形象，"白露身不露"，到了白露季节，身体不能再裸露了，开始穿长衣长裤。

第四个节气"秋分"，秋分是名副其实的平分秋色，"昼夜均而寒暑平"，不冷不热。

第五个节气"寒露"，谚语说"转眼到寒露，翻箱找衣裤"，不是穿长衣长裤了，既然是翻箱找，都是比较厚的衣服，天气更凉了。还有一句谚语说，"急脱急着，胜如服药"，什么意思呢？乱穿衣的时候应该急脱急着，一天之中寒温明显不同。一味讲究春捂秋冻，容易着凉。有凉意时赶快加衣服叫"急着"，热时马上减衣服叫"急脱"。根据情况随时增减衣服防止得病就是"急脱急着，胜如服药"。

秋冻和秋冬养阴都有道理。秋冻的意思是，不能因为天气刚一转凉就猛加衣服，这样可能会导致肺热、肺燥。秋天对应的是肺，容易得肺燥。所以说要讲究秋冻。我们以前也说过秋冬要养阴，穿得太厚、吃得太热有可能伤到阴液，所以这时要适当养阴。怎么养阴？后面我会给大家推荐一个小妙方。

最后一个节气"霜降"，还是用谚语表达一下，"寒露百花凋，霜降百草枯"，寒露时花凋谢，霜降更厉害，百草都枯萎。

以上讲的是秋季的六大节气。《黄帝内经》强调秋季应该怎样法于阴阳来养生呢？《素问·四气调神大论篇》说：

"秋三月，此谓容平，天气以急，地气以明。早卧早起，与鸡俱兴，使志安宁，以缓秋刑，收敛神气，使秋气平，无外其志，使肺气清，此秋气之应，养收之道也。逆之则伤肺，冬为飧泄，奉藏者少。"

"秋三月，此谓容平"，秋天阴气已上，万物之荣平定，没有夏天那么热，气候开始变得让人舒服，故气象谓之容平。"天气以急，地气以明"，秋天风气比较劲急，所以叫急，夏天有点凉风很舒服，秋天的风有肃杀之气，称为急风。地气以明是说物色清明，因为夏天湿气大，雾蒙蒙的，但秋天不一样。"天气以急，地气以明"，天气以急说的是气象，地气以明说的是物候。

"早卧早起，与鸡俱兴"，法于阴阳要法于四时，法于秋季。秋季与夏天相比，夜长了，白天短了。所以作息要和自然界的规律相符合，既然白天短，睡得就要早一点。与鸡俱兴，古代没有钟表，鸡鸣就起来，意思要早起。

"使志安宁，以缓秋刑"，秋气肃杀，万物收敛，所以叫秋刑，这时神志要安静。因为秋季对应金，金肃杀之气太旺，金克木，容易伤肝气，损伤情绪，所以要"收敛神气，使秋气平"。

"无外其志，使肺气清"，收敛神气、无外其志，顺的是秋天的收，包括情绪、情志也不要太外放，一切都要顺应秋天的规律，这就是养收之道。

"逆之则伤肺，冬为飧泄，奉藏者少"，如果逆秋收之气会伤肺，伤肺以后，金生水，接下来的季节是冬季，就影响到冬季肾的问题，肾阳受伤会拉肚子，冬为飧泄，飧泄就是拉肚子。"藏"在这里代表肾，即影响到肾了。

有个古方叫四神丸，用于治疗脾肾阳虚。特别是肾阳虚衰的腹泻，叫五更泄，天刚亮，一睁眼就得跑厕所。四神丸四味药，补骨脂（又叫破故纸）、吴茱萸、肉豆蔻、五味子，主要是温阳，因为这种腹泻是肾阳虚导致的。

《素问·四气调神大论篇》还说道"逆秋气，则太阴不收，肺气焦满"，秋令属于金，太阴是手太阴肺经，应该是收敛的，秋天最重要的是主养收之道。如果逆秋气，不能够顺应自然之道，不能收肺气，就会出现胸闷胸满的症状，肺经肺脏就容易出问题。当时伤肺，后遗症是冬天以后容易引起肾的问题。

2017年9月23日，我在中央电视台讲过一期秋天养生，当时也推荐了几个小食疗方。

首先，秋高气爽，燥邪当令，秋季的养生重点是养肺，因为燥邪容易伤肺。如果燥邪入侵到肺，往往导致肺燥肺热，引起干咳。因为肺主皮毛，又容易引起出汗，可以自汗也可以盗汗。所以我推荐了桑叶。

桑叶，是桑树的叶子，最好是用霜桑叶，霜打以后的桑叶，它的清肺热、止咳止汗效果要更好，可以冲水饮代茶缓解肺热。桑叶经过夏天秋天的生长，得秋金之气最全，有效成分含量高，药力最厚，所以一般用霜桑叶。每天可以用10克霜桑叶泡水代茶饮，这是推荐给大家用于治疗以出汗为主要表现的肺热的。

假如燥邪伤肺以后的表现主要是干咳，嗓子不舒服，嗓子痒，甚至疼，给大家推荐贝母炖雪梨。

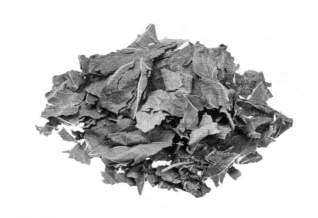

干桑叶

梨性凉味甘，养阴生津，可以润肺消痰。对干咳或者痰很少、很黏不太容易咳出的，推荐用梨。秋梨生吃就可以清六腑之热，熟吃可以滋五脏之阴。

为什么推荐贝母炖雪梨呢？贝母本身止咳化痰，分为川贝和浙贝，川代表四川产，浙代表是浙江出，两个品种不一样，川贝很小，浙贝比较大；价格差别也很大，川贝很贵；功效上稍有差别，川贝偏甘，滋润补液能力强，浙贝偏苦，清热去火能力强。一般体弱兼有阴虚的，适合用川贝；火热重者，如年轻气盛的青壮年，适合使用浙贝。

给大家简单讲讲贝母炖雪梨的做法。

取雪梨一个，贝母5~10克，可以用浙贝，也可用川贝。白砂糖30~50克，一同放到炖盅内，外面锅里放上清水300毫升，隔水炖一个小时后就可以取出来吃。

我们说养"收"就是顺应秋天大自然的收势，帮助人体五脏尽快进入收养状态，让人体从兴奋、宣发的状态逐渐转向内收、平静

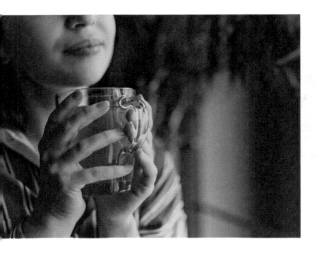

的状态。

这不仅包括身体的内收，还包括情绪的平静。要保持内心宁静平和才会顺应外界肃杀之气对人体的影响，不能让秋风秋雨带来的秋怨秋恨破坏神气的清净。因为人的情感丰富而敏感，秋风吹枯荷、秋雨涨秋池都能给人带来忧、思、悲、恐、惊的情感变化。我们需要懂得自我调节，保持内心平和。

秋天养生，精神方面要做到"使志安宁，以缓秋刑，收敛神气，使秋气平，无外其志，使肺气清"。要用不以物喜，不以己悲的心态去看待自然界的变化，可以登高望远，可以外出秋游，让心境开阔。也可以在房间静坐，或饮茶，或读书，只要保持内心宁静就可以。

林黛玉每到秋季，咳疾必犯，因为秋内应于肺，肺在志为忧，悲忧易伤肺；加之其多愁善感的气质在伤感的秋季更易受影响，导致咳疾愈发严重。

这其实是在给我们警示，要懂得顺应秋天大自然的收势，调整好情绪让心情舒畅，保持肺气的清肃功能正常。

23 冬季喝肉羹，温阳补肾精

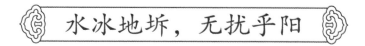

水冰地坼，无扰乎阳

秋收冬藏，冬藏要藏什么呢？

"冬雪雪冬小大寒"，咱们分析冬季的六大节气。

冬季从"立冬"开始。立冬"水始冰"，水开始结冰。但是"水面初凝，未至于坚"，虽然结冰，结得非常薄，不坚固，冷得还不明显。"地始冻，土气凝寒，未至于坼"，天寒地冻，土地凝聚了寒气，但是土地冻结的程度还不至于冻成块，坼的意思就是土地冻裂了，以现在的气候一般到不了那个程度，这就是立冬的气候和物候。

第二个节气"小雪"，"地寒未甚而雪未大也，雪未盛，故曰小"，可以下雪，但是雪未盛，下也是非常小的雪，不会是鹅毛大雪，而且下雪的概率也低。

第三个节气"大雪"，"至此而雪盛矣"，到了大雪节气，雪就盛了。大雪和小雪相比不是指降雪量的增加，而是降雪概率的增加，大雪节气下雪的可能性明显增大。

第四个节气"冬至"，冬至到来"冰益壮，地始坼"，冰结得更坚固了，不像立冬时冰很薄很脆，冬至地也冻得裂开。冬至这天是北半球白昼最短黑夜最长的一天，冬至以后白天会开始增长。"吃了冬至饭，一天长一线"，从冬至开始就开始数九了，北方有个"数九歌"："一九二九不出手，三九四九冰上走，五九六九沿河看柳，七九河开，八九雁来，九九加一九，耕牛遍地走。"

最后两个节气"小寒""大寒"，"小寒大寒冻成冰团"。小寒"十二月节，月初寒尚小，故云"，小寒是阴历的十二月初，还不至于像大寒那么冷，所以叫小寒。大寒呢，"寒气之逆极，故谓大寒"，是一年四季最冷的时候，所以叫大寒。

《素问·四气调神大论篇》这么说冬季养生：

"冬三月，此谓闭藏，水冰地坼，无扰乎阳，早卧晚起，必待日光，使志若伏若匿，若有私意，若已有得，去寒就温，无泄皮肤，使气亟夺，此冬气之应，养藏之道也。逆之则伤肾，春为痿厥，奉生者少。"

"冬三月，此谓闭藏"，冬天主藏，春生夏长秋收冬藏，冬天养生围绕一个字——藏。冬三月是阴历的十月、十一月、十二月，这三个月都要闭藏，因为阳气已经潜伏，万物潜藏，所以这个气象叫闭藏。

"水冰地坼"，水结冰，地冻裂。"无扰乎阳"，这时不能随便扰动阳气，应该以收藏内敛为主。"早卧晚起，必待日光"，法于四时阴阳，立冬以后，白昼越来越短，夜晚越来越长，所以像自然界一样，我们也应该稍微早些睡。不像前三个季节，春夏睡得那么晚，冬天应该早卧。早晨天亮得晚，我们也要晚起，必待日光。这句话的意思一个是顺应自然，另外也是为了避寒，保护阳气。

"使志若伏若匿，若有私意，若已有得"，精神情绪也要内敛，每一个节气都提到了"志"，秋天的时候说"无外其志"，不要让我们的志外泄，冬天更加深了一步，"使志若伏若匿，若有私意，若已有得"，什么意思呢？就是神气内藏。

篇名叫"四气调神大论"，"四气"就是四季，我们所有的生活规律、注意事项，只要做到了这样就能调神，能够让神志安康。所以《黄帝内经》反复强调"志"，每个季节要身心同调，既保护身体，还要保护神志健康正常。就像《上古天真论篇》说"法于阴阳，和于术数，食饮有节，起居有常，不妄作劳"，按这个来做，最后的结果就是"形与神俱"，形和神一起保养得很好。四季养生也一样，最终的目的也是让形与神俱，所以反复强调"志"。冬天身体要必待日光，保护阳气，同时神志精神也要内敛、闭藏。

"去寒就温，无泄皮肤，使气亟夺"，尽可能注意保温，无泄皮肤的意思就是不要发汗，冬天一出汗就容易伤阳气。

"此冬气之应，养藏之道也"，冬天对应的就是藏，所以要养藏，春天是养生，夏天是养长，秋天是养收，冬天是养藏。

"逆之则伤肾，春为痿厥，奉生者少"，如果不按照这个规律，就可能伤到肾脏。冬天对应的是肾，伤肾以后，水生木，接下来的季节是春天，春天就会生病，不见得是当下就出毛病。肾是水脏，水脏不足，水生木就会化源不足，所以春天就会出现一些问题。这里举了例子，痿病和厥病，我们以前反复举例，痿就是萎缩，身体很多部位都可以痿。厥可以是寒厥可以是热厥，手脚凉、手脚热都可以，主要是指手脚凉。"奉生者少"，到了春天，春主生，由于伤肾影响到水生木，所以春天的生发之气也会受到影响。

同样是在这一篇里还说了"逆冬气，则少阴不藏，肾气独沉"。假如冬季这三个月没有按照自然规律顺应养藏之道，就会导致什么呢？"少阴不藏"，少阴指足少阴肾。足少阴肾没有做到闭藏，造成"肾气独沉"，独沉的意思可以理解为疲惫，肾气就疲惫、虚弱。

2017年12月23日在中央电视台《健康之路》，我曾经做了一期关于冬季养生的节目，在那期节目里我给大家推荐了冬季的一道药膳。

是以什么为主材呢？当时我拿了1米多长颜色发深的东西到了现场。观众们几乎都不认识，肉苁蓉，又叫大芸。它主要生长在内蒙古、甘肃和新疆，西北地区，是一种寄生在梭梭树根部的寄生植

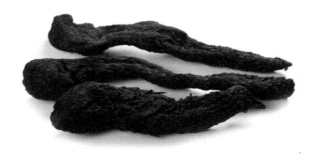

肉苁蓉

物，是常用的中药材，味甘咸性温，能够温阳补肾，主要归肾经和大肠经。因为归肾经，所以能补肾阳益精血，治疗肾阳虚衰精血不足，像尿频、腰痛、耳鸣、眼花，男性阳痿早泄、遗精，女性白带多、月经不调、宫寒不孕等。

肉苁蓉归大肠经，可以润肠通便，治疗肠燥便秘，用于老年人习惯性便秘，特别是怕冷、身体四肢冰凉、肾阳虚大便还干的人，用肉苁蓉最合适。

我给大家推荐了药膳——肉苁蓉臛（读huò）。臛实际上就是肉羹，就像我们都喝过的西湖牛肉羹。

肉苁蓉臛出自宋朝《太平圣惠方》，糯米250克泡6小时，然后沥干，用小火干焙，之后加上肉苁蓉15克，再加水煲煮。同时用羊腿肉500克切成肉丁，用花椒水、葱姜水抓匀去腥，再加少许干生粉继续抓匀备用。锅里放上少许油，油热下入羊肉丁，断生后再放点料酒。捞出肉苁蓉后把煲煮的糯米及汤下入锅中，出锅前放少许盐即可。

刚才从中医理论上讲了肉苁蓉补肾、润肠两大功能。现代医学研究表明它还有很多好处，如抗衰老，调节内分泌，促进代谢和强壮作用，还可以提高人体免疫力，所以有人称肉苁蓉为"沙漠人参"。

24 临出嫁上轿匆忙扎耳朵眼儿

渴而穿井，斗而铸锥

为什么要学《黄帝内经》？有人说《黄帝内经》里有很多偏方、秘方啊，掌握就能救人救己。其实，《黄帝内经》总共才13张方子，其中一个还是有方无药，我们学习《黄帝内经》最重要的是学其智慧。

我们的祖先积累了非常多的智慧。比如《礼记·中庸》说："凡事豫则立，不豫则废。"做什么事儿，准备得越充分，成功率越高。提前不做准备，遇到事儿以后急急忙忙，就容易出乱子，不容易成功。我们老家有句俗话，批评那些毛毛躁躁、不提前做准备的人，说"临出嫁上轿匆忙扎耳朵眼儿"，姑娘要出嫁了，要戴首饰戴耳环才发现还没扎耳朵眼儿。

关于健康同样如此，学习《黄帝内经》的智慧就是为了不得病少得病。有人说，"不关心养生，早晚会花钱养医生"。

在《伤寒论》的序言里，张仲景批评那些不重视健康的人"卒然遭邪风之气，婴非常之疾，患及祸至，而方震栗；降志屈节，钦望巫祝，告穷归天，束手受败"。

"卒然遭邪风之气"，突然遭受邪风之气，对这个外邪也要打开思维来理解，就是一切外在的邪气，包括现在的化学因素、辐射因素等，只要是外在的病因，都叫邪风之气。"婴非常之疾"，婴是遭受的意思，得了不一般的疾病，那就说明不是小病。"患及祸至，而方震栗"，突然大祸临头，才知道害怕，震栗，即颤抖，怕得从心里往外哆嗦。"降志屈节，钦望巫祝"，这时就没什么架子了，不管是老板还是大领导都降志屈节，钦望巫祝。巫和祝，就是不用医学的方法，这儿是批评那些用迷信的方法治病，信巫不信医的人。"告穷归天，束手受败"，没什么办法了，归于天命，最后就只能接受现实了。

这种情况在临床非常多见，有些人对死亡的话题非常忌讳，总认为疾病乃至死亡是别人的事儿，和自己没关系。这些人一旦得了大病，心理防线立刻崩溃，乱了阵脚，免疫力也会极速下降，治疗效果往往不理想。而且这种人还容易瞎治乱治，有病乱投医，不知道看什么好了。还有人去找观香的，即点上一炷香，根据香气往哪儿飘来判断病的预后，这叫观香治病。还有人找算命的，还有人找符箓，画些符号念叨念叨，然后烧了它。

通过学习《伤寒论》序言，我们知道平时要有所准备，注重养生。这几年中医的另外一个名词被广泛重视，叫"治未病"。

治未病来自《黄帝内经》，这三个字在《黄帝内经》里有三个地方谈到。

《素问·四气调神大论篇》说："是故圣人不治已病，治未病；不治已乱，治未乱，此之谓也。夫病已成而后药之，乱已成而后治之，譬犹渴而穿井，斗而铸锥，不亦晚乎？"

"是故"就是因此，"圣人"就是高明的人，"不治已病，治未病"，不治已经发病的病，意思是防患于未然。"不治已乱，治未乱"，治理国家和社会也是如此，不要乱了再来收拾，要提前治理得井井有条，预想到各种危险，防患于未然。假如不这样，"病已成而后药之"，已经得病了再用药，出了乱子再去治理，就好比"渴而穿井"，口渴了想喝水临时去打井，肯定来不及。"斗而铸锥"，锥就是锐利的兵器，发生战争、社会动荡时，再去铸造兵器，不就晚了吗？

大家看，说得非常直白，不治已病，治未病。

再看《素问·刺热论篇》，"肝热病者，左颊先赤；心热病者，颜先赤；脾热病者，鼻先赤；肺热病者，右颊先赤；肾热病者，颐先赤。病虽未发，见赤色者刺之，名曰治未病"。

肝心脾肺肾对应着脸上的不同部位，哪个地方先赤，显现出红色，和平时脸色不一样，反映出不同的脏器的热病，我们在以后讲望诊的时候再详细说五脏与面部的关系。我们重点讲后边这句话。

"病虽未发"，意思是并没什么疾病，没出现不舒服，"见赤色者刺之"，只是因为脸上的颜色有些异常发红，就开始用针刺的办法治疗，名曰治未病。这是见微知著，仅仅是脸色和以前有点不一样，提前治疗，这也叫未病。

第三个地方讲到治

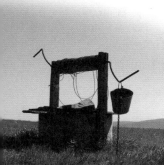

未病是《灵枢·逆顺》，"上工，刺其未生者也；其次，刺其未盛者也；其次，刺其已衰者也。下工，刺其方袭者也；与其形之盛者也；与其病之与脉相逆者也。故曰：方其盛也，勿敢毁伤，刺其已衰，事必大昌。故曰：上工治未病，不治已病，此之谓也"。

"上工"，高明的大夫，"刺其未生者也"，还没有生病，就开始刺，扎针。与上面我们说到的脸上哪个部位发红，还没有病就扎针是一个意思。不只是扎针，像艾灸、刮痧、拔罐乃至于中药，不仅可以治病，也可以用来养生保健。这是说的高明的大夫，首先"刺其未生"。"其次，刺其未盛者"，已经有病了，但是在病还没有达到最严重的时候开始治疗，叫刺其未盛。再"其次，刺其已衰者"，疾病开始缓解了，进入康复期了治疗叫刺其已衰。

这是说的上工的三个阶段，上工里面还分上、其次、再其次。

"下工"，就是和高明的大夫相比差一些。"刺其方袭者也"，病最盛的时候去扎针。不是指这时候治没效果，而是为什么不早点治疗呢？"与其形之盛者"，形体尽管还比较强壮，但是病邪也盛，正邪斗争最厉害的时候。"与其病之与脉相逆者也"，另外一种情况，病和脉相逆的时候扎针吃药治疗，病和脉相逆说明病的预后不好，治疗效果不好。

"故曰：方其盛也，勿敢毁伤"，病盛时最好不要再去毁伤。"刺其已衰，事必大昌"，这叫顺势疗法，病势已经下降，病邪开始衰弱，这时扎针预后好一些。

"故曰：上工治未病，不治已病，此之谓也"就是这个意思。

这里说的"未发""未生"，是指病还没显现出来，是指治未病。

现在的教科书把治未病分成两大块儿。没得病去预防，叫"未病先防"。"已病防变"，也叫"既病防变"，已经得病，防止传变，这也叫治未病。

唐代孙思邈在《千金要方·论诊候第四》把治未病分成三个层次，"古人善为医者，上医医未病之病，中医医欲病之病，下医医已病之病，若不加心用意，于事混淆，即病者难以救矣"。

做大夫的，分为三个层次，《黄帝内经》说上工、中工、下工，孙思邈说上医、中医、下医，都是对医生能力的分级。

"上医医未病之病"，上医让人少得病不得病，少和医院打交道。我们要理解《黄帝内经》的良苦用心，把《上古天真论篇》放在第一篇，就是治未病。假如养成良好的习惯，食饮有节、不妄作劳、起居有常、法于阴阳、和于术数，自然而然就很难得病。

"中医医欲病之病"，中等的医生医欲病之病，其实是指小病或者叫亚健康状态。

"下医医已病之病"，下医不做健康教育、不去提醒大家怎样养生，而是等着病人得病，特别是得重病时来找他看病。

"若不加心用意，于事混淆，即病者难以救矣。"如果大夫不在这方面用心思，混为一谈，管他有病没病，病人来找我我就看，不来找我那是他的事儿。"即病者难以救矣"，则有很多病人是难以救治的。

孙思邈还反复告诫大家要重视治未病，"消未起之患，治未病之疾，医之于无事之前"。疾病还没发作就把它消灭，没得病时要想到治疗和预防。

治未病是非常重要的智慧，现在几乎各大中医院都成立了治未病科。我想其首要任务，是宣传健康生活方式和养生手段、养生智慧，当然体检也是一大任务。

说到上工、中工、下工，我想到一个传说。

神医扁鹊大家都听说过，扁鹊能起死回生，治疗很多重症。有人表扬他，他就说，我差远了，我们家兄弟三个，我是老三，大哥二哥都比我强。扁鹊的鹊是喜鹊，老二叫扁鸡，说老二擅长治疗小病，不是重症的病。别人表扬老二，他说我也不行，比大哥差远了，我们家最高明的是大哥，大哥叫扁鹅。三者名字似乎在暗示什么。鹅比鸡大，鸡比鹊大，看出来医术水平的高低了。老大就是治未病，告诉人们怎么养生防病，尽可能不得病。

25 治疗疾病越早越好

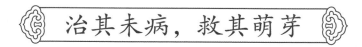

治其未病，救其萌芽

前面我们说过，《黄帝内经》有三处讲到治未病。唐朝孙思邈把治未病又分成"上医医未病之病""中医医欲病之病""下医医已病之病"。

这里出现了三个词：未病、欲病、已病。

前面我们也提到怎样医未病之病。按照《上古天真论篇》的要求，养成良好的生活习惯，养生不伤生，其实就是医未病之病，可以最大限度地减少得病机率。

"已病"，已经有了明显的身体问题，例如检查身体有些指标有问题，可能是什么病什么病，等等。

但欲病，很多人不理解。欲的本意就是要得病，所以言外之意就是这个病有苗头或者说比较轻比较小的病。

这是什么意思呢？我们本节着重讲一下。

《素问·八正神明论篇》说"上工救其萌芽"，高明的大夫在疾病刚开始有点苗头，刚开始得病时，就早治疗，给它治好。"下工救其已成，救其已败"，有苗头的时候不重视，自己不重视，大夫也不重视，等到病情发展到比较重的程度，任何高明的大夫也很难治好。预后不好叫已败。

《素问·阴阳应象大论篇》说，"故邪风之至，疾如风雨，故善治者治皮毛，其次治肌肤，其次治筋脉，其次治六腑，其次治五脏。治五脏者，半死半生也"。

这只是举个例子，疾病不见得就是这个发展顺序，言外之意是病会发展，它指的是外感病，风寒暑湿燥火。"邪风之至，疾如风雨"，像刮风下雨一样来得快。"善治者治皮毛"，因为外感病首先伤的是皮毛。所以高明大夫，第一步抓紧机会，趁病邪还没有往里走，刚在皮毛阶段就将其治好。病人有可能喝点姜汤都能好。"其次治肌肤"，再往里发展到肌肤。再往里发展一点叫"其次治筋脉"。再往里发展到六腑，再发展就到五脏了。发展得越深，病情越严重，治愈的机会越小，所以说"治五脏者，半死半生也"。

这段话的启发意义是治病越早越好，不要等疾病发展到侵犯多系统，到病情比较严重的时候才治，这就是治欲病的意思，刚有点病就抓紧时间治好。

《素问·刺疟篇》说，"凡治疟，先发如食顷，乃可以治，过之则失时也"。疟疾刚开始发，如食顷（一顿饭的工夫），应赶快治疗，越早越好。"过之则失时也"，耽搁时间长，可能失去最佳机会。

以上两段说的其实是一个意思，不管什么病都要治欲病，救其萌芽。

张仲景也强调过这个问题，他在《金匮要略·脏腑经络先后病脉证治第一》中说："四肢才觉重滞，即导引、吐纳、针灸、膏摩，勿令九窍闭塞……病则无由入其腠理。"

病人还没有太多的不舒服，刚感觉到四肢有点儿发沉，就要开始用各种办法对其治疗。比如导引法，让病人自己活动四肢，有动作的那些导引如八段锦、太极拳等。吐纳主要是练习呼吸，像站桩、气功等。针灸，扎针加艾灸。膏摩，加上一些润肤的东西来按摩。"勿令九窍闭塞"，不要让九窍闭塞。"病则无由入其腠理"，使病邪刚到皮毛就很难再往里走到下一层腠理，把它消灭在刚开始的阶段。

欲病从现代临床意义上讲，还戴不上疾病的帽子。可能会有不舒服，但很难说得了什么病，体检也没问题，几乎没什么阳性指标。只是病人体质可能出现了偏差，比如说亚健康、长期疲劳、嗓子不舒服等。

还有，这几年科普教育做得比较多的中医的体质学说，比较公认的有九种体质，但实际上也不限于九种体质。

九种体质除了第一种平和体质，比较正常，一点儿毛病没有，其他体质类型多多少少都有点偏颇，有点儿不太协调。这几种体质的人，体检没什么问题，但从中医角度讲体质需要调理，也可能从自我感觉上，也需要调理。

举两个例子。

一个是痰湿体质，这样的人有什么表现呢？最常见的，体形比较胖，"胖人多痰，瘦人多火"。痰湿体质的人往往偏胖，但不绝对，只是一般来说。腹部肥满松软，肚子大而且比较软，都是脂肪。面部皮肤油脂较多，爱出油、长痤疮。多汗而且黏糊，身体困重，没劲。张仲景描写"身重如带五千钱"，身上像绑了五千个铜钱似的沉。容易困倦，嘴里有味，口苦口臭口黏，胸闷痰多。这样的人饮食习惯一般不好，喜欢吃大鱼大肉，喜欢吃甜食。美国大胖子多，他们喜欢吃甜的，吃高热量的东西。肿眼泡，眼泡微浮。面色也不太好，有可能是淡黄或者发暗。大便一般比较黏，不痛快，中医叫"不爽"，常粘马桶。舌苔一般是白腻苔或者有点儿发黄。

这种体质如果不抓紧时间调理，容易得代谢性疾病，如高血脂、高血压、糖尿病、脂肪肝、痛风等。

对这种体质的人的建议是：首先要改变饮食习惯，饮食要清淡，少吃油腻，少吃甜食，少吃油炸的东西和大鱼大肉，多吃水果蔬菜。

另外，给他推荐一些药食同源，具有祛湿化湿作用的食材、中药材。第一，推荐三种颜色的豆子——绿豆、白扁豆、赤小豆。这三者都能祛湿化湿。第二，推荐一个知名度很高的食物——薏米，可以熬粥喝，祛湿还美白。第三，推荐茯苓，也是祛湿健脾的佳品，慈禧太后就比较喜欢吃这个。慈禧太后一生用了很多中药保健处方，使用率最高的就是茯苓。上行下效，京城百姓也喜欢跟着她学，所以诞生了一个京城名吃——茯苓夹饼。第四，玉米须，也有利湿利尿作用。最后推荐荷叶，可以祛湿化湿，还可以减肥，又可以轻身抗疲劳。这些祛湿、利湿的都是食品，量大一点，可以用到10~20克甚至更多。

另一个例子是血瘀体质。

血瘀体质可以用两个字高度概括。第一个字，暗。血瘀体质的

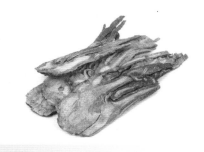

当归

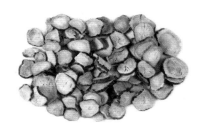

赤芍

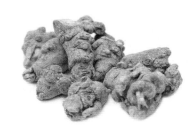

三七

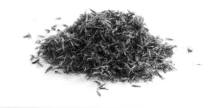

红花

人皮肤往往比较暗。面色晦暗或者有斑，黄褐斑、老年斑，色素沉着。嘴唇紫暗，月经暗有血块，舌头暗，舌头还会有瘀点、瘀斑。第二个字，痛。不通则痛。可以是头疼、痛经、关节疼、胸背疼，等等。

提醒血瘀体质的朋友要注意两条：

第一，情绪要舒畅。因为气行则血行，气通畅血才能通畅。

第二，尽可能不要受凉。因为血遇寒则凝，遇热则行。

推荐几味有活血作用的药物。当归、芍药（赤芍、白芍都可以）、三七粉、红花，这几样可以换着用，不要抓住一个吃上半年、一年。吃上半个月、一个月就换另外两样。一开始量不要太大，活血的药材一样用3~5克就可以。煮一煮更好，不煮泡水喝也行。

26 亡羊补牢，犹为未晚

五脏有病，各传所胜

治未病我们已讲了两节，先回顾一下：第24节讲的是真正的未病，什么事儿都没有，应该注重养生，好好学习《素问·上古天真论篇》。第25节主要是讲的欲病，即疾病刚有点萌芽，有点小毛病，体检没事，戴不上疾病的帽子，不能诊断。个人也只感到有些不舒服，可是算不上真正的病。但是在中医看来，体质需要调理。

孙思邈将疾病分为三类，未病之病、欲病之病、已病之病，这节讲真的得病，叫已病之病。

已经得病，怎么办？大家肯定说，当然是治疗啊。

但在中医看来，"治"不仅仅是去医院找医生看病吃药，还有更深刻的道理。

积极治疗自不用说。治未病包括两方面，未病先防、已病防变。已经得了病，一定要重视传变。已病防变又叫既病防变，既然已经得了病了，要防止传变。

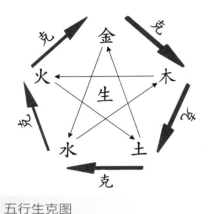

五行生克图

传变就是发展，疾病的发生发展都是有规律的。《素问·玉机真藏论篇》说，"五脏相通，移皆有次。五脏有病，则各传其所胜"。五脏六腑之间互相联系，移皆有次，病的传变有顺序。五脏有病，则各传其所胜。这个"所胜"以后讲五行学说时还会谈到，所胜的意思就是我克它，比如说木克土、土克水、水克火、火克金、金克木。一个脏得了病会传到另外一个脏，首先传的就是它所胜的脏，也就是所克的脏。

比如肝胆病，肝胆属于木，木克土，会传到脾胃。伤寒大家张仲景《金匮要略·脏腑经络先后病脉证治第一》说，"上工治未病，何也？师曰：夫治未病者，见肝之病，知肝传脾，当先实脾"。肝不好，早晚会传到脾。因为肝属木，脾属土，木克土。所以得了肝病，当先实脾，实就是补，就是健壮。脾胃还没出现任何问题时就想到健脾补脾，这样可以防止肝病传到脾胃。这就是已病防变，也就是《黄帝内经》说的五脏有病，各传其所胜。

后世温病大家叶天士在《温热论》里也说道："务在先安未受邪之地。"治病不能把眼睛只盯在当前的病上，还要想到下一步，务必把没有受邪的脏腑保住，避免被侵犯。

还是以张仲景说的肝病传脾，木克土为例，这在临床非常多见。

肝胆不好的人早晚会影响到脾胃。比如肝郁化火的人，最常见的表现有胸胁胀满、窜痛，这个疼是窜着疼，有老中医给它起名字叫"肝气窜"。病人善太息，喜欢唉声叹气，情志抑郁，这就是肝郁的表现，急躁易怒就是到了有肝火的地步了。

木克土，肝病犯脾后，会出现脾胃的症状。如食少，饭量不行，吃饭不好，又叫纳呆。腹胀，肚子胀包括胃胀、小肚子胀。肠鸣矢气，肚子响，排气多。便溏不爽，大便稀，而且不痛快，或者腹痛欲便，泄后痛减，肚子一疼就上厕所，排便后就不疼了。西医叫肠道易激惹综合征，受情绪影响。

有的人正开会，坐着啥事儿没有，主持人说下一个该你发言，他立马站起来出去，说出去有点事儿——上厕所解大手。紧张就是情绪问题，也会木克土，肝克脾。

有一次我跟团旅游，每到一个地方，一对小夫妻总是迟到，说好的几点开车走，总是他俩迟到。最后那个女孩儿给大家作揖，说对不起叔叔阿姨、大哥大姐，我老公有病。大家问有什么病，说不到开车的点，他什么事儿没有，一看表还有五分钟要发车了，必须满世界找厕所，要上厕所。大家开玩笑说这是什么病，这不是捣乱嘛！其实这是典型的肠道易激惹综合征。

以上说的都是中医的理论，《黄帝内经》《伤寒论》《温热论》都是按中医理论说疾病的传变，怎样既病防变。

按西医学来讲，有原发性疾病和继发性疾病。原发性疾病比如高血压、糖尿病。什么叫继发性疾病？由于第一个病的发展引起的第二种病叫继发性疾病。如糖尿病的并发症，就叫继发性疾病。糖尿病引起的肾病，叫糖尿病肾病；糖尿病还可以引起眼底疾病。高血压可以引起心脏病，也可以引起肾病。

预防原发性疾病引起继发性疾病，和中医说的已病防变是一个道理。因为得病以后发生变化，可能会引发第二种病。

比如痛风，现在患者越来越多，因为做不到《上古天真论篇》要求的养生习惯，大吃大喝、大鱼大肉，诸如啤酒加羊肉，导致尿酸高。痛风以后关节会疼，如脚踝疼、脚指头疼。一旦不疼，就好了伤疤忘了疼，继续吃喝。有一位医学专家在电视上把高尿酸称为"血液中的小刀"，形容它不断地破坏血管，破坏全身各个脏器，破坏关节，破坏全身机能。这就是疾病的传变。

所以说，学习《黄帝内经》，主要是学习其智慧，不是说疾病一定按五行学说传变，而是告诉我们很多种疾病都是有其发展规律的。

再说比较严重的疾病，癌前病变。

提到癌症大家都害怕，癌症是怎么来的呢？冰冻三尺，非一日之寒，人一般不会在很短的时间内患上癌症，癌症是逐渐发展变化而来的，所以有个名词叫"癌前病变"。比如说肝不好的朋友，患乙肝、丙肝、戊肝、脂肪肝、酒精肝，不能喝酒。可我见过很多肝不好的，照样一天喝两三次酒，一星期喝很多次，而肝癌很多是由慢性肝病发展而来的。

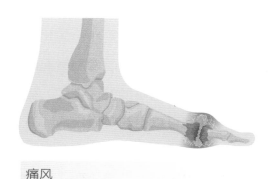

痛风

胃癌很多也是由慢性胃炎发展而来。当然慢性胃炎分几种，有浅表性胃炎、肥厚性胃炎、萎缩性胃炎。萎缩性胃炎就是癌变率比较高的一种，有人就叫它癌前病变。

得了这些病的朋友，要客

观理性看待疾病。送给大家三句话，第一句话：积极治疗。既然戴上帽，不管是高血压、糖尿病、痛风、肝炎、萎缩性胃炎，都要积极治疗，好好治，不论中医还是西医治疗。

第二句话：定期观察。定期观察是一种智慧，肝不好的要查肝功能，要做B超，胃不好的要做胃镜，高血压要常规监测血压，糖尿病要常规监测血糖。

第三句话：绝不伤生。我们不提过高的要求，不要求像《素问·上古天真论篇》那样法于阴阳、和于术数、食饮有节、起居有常、不妄作劳，仅仅是不要做危害生命的事情。既然肝不好就不生气，不喝酒，不要吃对肝脏有副作用的药物。胃病也是如此，刚才说的癌前病变，除了萎缩性胃炎，现在还有新的观点，包括幽门螺旋杆菌感染，也要积极治疗，把这个阳性给它纠正过来。不要伤生，即不要喝酒，不要吃对胃有严重副作用的药物，也不要吃那些难消化的食物。不伤生就是养生，但是为什么不说养生俩字儿，要提醒不要伤生呢？因为已经有了病了，针对病，不要继续做加重它的事。

现在科技发达，疾病检出率越来越高。四五十岁以上，要求一两年做一次肠镜。肠道老长息肉的朋友怎么办？发现以后给它切掉，但还要定期检查、定期观察，防止可能发生癌变。

所以说，《黄帝内经》的智慧不仅可以指导中医，还可以指导西医。

27 生命周期的秘密

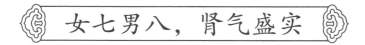

女七男八，肾气盛实

以前看过一个广告，30岁的人，60岁的心脏；60岁的人，30岁的心脏。这到底是夸张呢？还是符合现实？

其实，多大岁数应该说多大岁数的事儿，50岁、60岁想像20岁一样，不符合现实。但这个广告形容的是，有些人不注意养生，年纪轻轻，心脏机能如同60岁的人；而有些人虽然上了年纪，由于坚持良好的生活习惯，身体机能却像年轻人一样。虽然夸张，但不无道理。

人这一生，生命周期，古人是怎么认识的呢？

先女后男，先看《素问·上古天真论篇》怎么说女性的：

"帝曰：人年老而无子者，材力尽耶？将天数然也？岐伯曰：女子七岁，肾气盛，齿更发长。二七，而天癸至，任脉通，太冲脉盛，月事以时下，故有子。三七，肾气平均，故真牙生而长极。四七，筋骨坚，发长极，身体盛壮。五七，阳明脉衰，面始焦，发始堕。六七，三阳脉衰于上，面皆焦，发始白。七七，任脉虚，太冲脉衰少，天癸竭，地道不通，故形坏而无子也。"

年纪大没有生育能力，是人精力不行了还是自然而然就应该这样？

"女子七岁，肾气盛，齿更发长"，7岁肾气开始充盛，齿更发长，开始换牙。肾主骨，齿为骨之余，肾气盛所以换牙。发为血之余，精血同源，所以头发长得也好了。

"二七，而天癸至，任脉通，太冲脉盛，月事以时下，故有子"，二七十四岁，人体就有天癸了，这个癸，甲乙丙丁戊己庚辛壬癸，十个天干，两个天干一组，对应五行木火土金水，甲乙对应的是木，最后壬癸对应的是水。

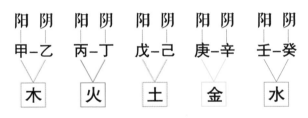

天干分配阴阳五行

对于天癸，有几种不同的学说。有人认为天癸就是男女之精，《黄帝内经》著名的注家之一、唐代的王冰就说"男女之精，皆可以天癸称"，《素问直解》说"天癸者，男精女血"，精血同源，在男为精，在女为血。张仲景《金匮要略》说"先天天癸，谓肾间动气"，是肾的一种功能。《金匮要略》还记载了肾气丸治疗阳气不足、命门火衰导致的阳痿、早泄、遗精等。天癸是什么，有争议，我们后面还要讨论。

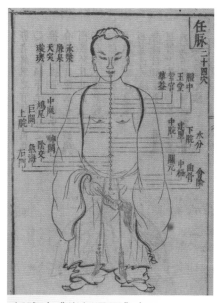

任脉（《类经图翼》）

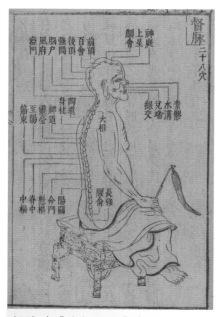

督脉（《类经图翼》）

天癸到了以后，任脉通，冲脉也盛了，任脉和冲脉都是奇经八脉之一。冲脉为血海，任主胞胎。任督二脉，任脉在人体的正前面，督脉在人体的后面，但它们都起于会阴部，女性的起于胞中，胞胎的胞，男性的起于精室。

这儿为什么只提到任脉和冲脉？因为和生育有关系，任脉通、太冲脉盛，月经就会按时来，男女结合就会生孩子。对这句话也有不同观点，有人说如此断句的话，因为天癸来了，任脉才通。假如天癸没来，任脉就不通吗？他们说应该这么断句，"而天癸至任脉，通太冲，脉盛，月事以时下，故有子"，即天癸到了任脉了，太冲脉也充满，更加通畅，月事以时下，故有子，也有一定道理，总而言之是天癸来了以后才会来月经，才会生孩子。

"三七，肾气平均，故真牙

生而长极"，三七二十一岁肾气平均，这个平均相对于前面肾气盛来讲，应该比盛还更强，肾气更加旺盛，到了极端。故真牙生而长极，真牙是智齿，最后的智齿该长出来了，当然也有人不长智齿，人和人不一样，16~30多岁都可以长智齿。这儿说的是常见的情况。

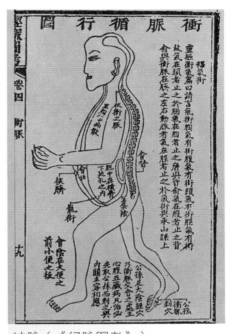

冲脉（《经脉图考》）

"四七，筋骨坚，发长极，身体盛壮"。筋骨强壮，头发长到最好的时候了，四七二十八，是女人一生最好的时候。

"五七，阳明脉衰，面始焦，发始堕"。五七三十五岁阳明脉衰，面始焦，焦就是憔悴的憔。阳明脉是个多气多血的经脉，衰了以后，血气不足，血不充于毛窍，开始脱发，脸色不像以前那么红润有光泽，有点憔悴。

"六七，三阳脉衰于上，面皆焦，发始白"。六七四十二岁，行于头面的太阳、少阳、阳明三阳脉的力量都开始衰弱。"面皆焦，发始白"，刚才是面始焦，有点憔悴，这里强调面皆焦，比始焦要严重，憔悴得更加明显。头发也开始白。

"七七，任脉虚，太冲脉衰少，天癸竭，地道不通，故形坏而无子也"，七七四十九岁，任脉虚，太冲脉衰少，任脉和冲脉都开始虚衰。天癸自然而然没了，天癸一没月经就没，所以叫"地道不通"。"故形坏而无子也",形坏就是身体状况不如以前,所以不能再生孩子。

这是说的女人的生理周期。再看看男人:

"丈夫八岁,肾气实,发长齿更。二八,肾气盛,天癸至,精气溢泻,阴阳和,故能有子。三八,肾气平均,筋骨劲强,故真牙生而长极。四八,筋骨隆盛,肌肉满壮。五八,肾气衰,发堕齿槁。六八,阳气衰竭于上,面焦,发鬓颁("颁"通"斑")白。七八,肝气衰,筋不能动。八八,天癸竭,精少,肾脏衰,形体皆极则齿发去。"

女的以七为界,男的以八为界。女七男八,男女生理周期不一样。二八十六岁,肾气开始充盛,天癸来了,精气溢泻,可以有遗精的现象,这儿说的生命周期是指的一般情况,大概这个岁数,而不是绝对。人和人有差异,有人发育得稍微早点,有的人稍微晚点。"阴阳和,故能有子",男女结合,这时就有生育能力。

男性天癸成熟的时间晚于女性。女性天癸在14岁充盈,月事准时,可以繁衍后代。男性需要到16岁的时候,天癸才能充盈以繁衍后代。男性天癸充盈的时间要晚于女性,因此男性性发育大多晚于女性。

"三八,肾气平均,筋骨劲强,故真牙生而长极"。三八二十四岁的时候,肾气比较饱满,筋骨比较强壮,齿为骨之余,故真牙生而长极,智齿生出来了。

"四八,筋骨隆盛,肌肉满壮"。四八三十二岁,是男子汉身体最强壮的时候,无论是筋骨还是肌肉。

"五八,肾气衰,发堕齿槁"。五八四十岁肾气开始走下坡路，开始脱发，齿槁是指牙齿枯槁的意思。

"六八，阳气衰竭于上，面焦，发鬓颁白"。48岁，阳气开始衰竭，三阳经开始衰竭，面色开始憔悴。这也是相比以前而言，气色不比以前，但实际上男人到了六八四十八岁，很多人气色还很好。有人说男人四十一朵花。还有个问题没讲到，就是肾气衰以后，四十八花一花，到这个岁数眼睛也开始花。

"七八，肝气衰，筋不能动"，七八五十六岁，筋骨也不像以前了，这儿还有言外之意，宗筋聚于前阴，所以56岁之后性功能明显不如以前。

"八八，天癸竭，精少，肾脏衰，形体皆极则齿发去"。八八六十四岁，天癸竭，精也比以前少了。"肾脏衰"，比40岁的衰要严重很多。形体皆极的意思是身体开始走下坡路，掉牙、严重脱发。

这两段揭示了男女的生命周期。通过对比可以发现：第一，男性生育周期、天癸成熟时间晚于女性。因此，男性性发育的起始时间大多晚于女性。第二，男性生育周期长于女性，可达40年，32岁前后是男子生育的鼎盛时期。女性的生育周期始于14岁，终于49岁，女性可以生育的时间比男性要少5~7年。而女性生育的最佳时期在28岁，又早于男性。

男女对比还有个特点，男性的性能力走下坡路的时间也晚于女性，女的一般在49岁，任脉虚、太冲脉衰少、停经，不能孕育胎儿。男性天癸衰竭可以到56岁左右。

说到天癸，天癸一来就会出现第二性征，这是《黄帝内经》原文较少说到的，前面强调的是长"真牙"，能不能生孩子，其实还有第二性征。

比如男性的第二性征，胡须、腋毛、阴毛会增长，喉结突出，会变声，声音低沉粗犷，骨骼粗大，肌肉发达。如果男性天癸先天不足或者后天缺陷，就会出现"天宦"之病。《灵枢·五音五味》说："此天之所不足也，其任冲不盛，宗筋不成，有气无血，唇口不荣，故须不生。"男性先天天癸不足，可致第二性征不能发育。

天癸是什么历来说法不一。癸在五行里属水，这个水是无形之水。因为水生万物，所以叫天癸，没有天癸，人的生命就不会发育那么好，就不会有完善的生命周期。

如果天癸不足或者后天缺陷，会出现问题，包括第二性征不能发育。天癸萌发太早也不见得是好事，可能会引起性早熟。

28 补肾才是延缓衰老的重中之重

天寿过度，肾气有余

在《素问·上古天真论篇》描述男女生理周期的时候，不知各位注意到一个现象没有？出现频率最高的名词是什么？是什么决定了人的生、长、壮、老？

从女子"七岁肾气盛，齿更发长"一直到男子"八八，天癸竭，精少，肾脏衰，形体皆极则齿发去"，里面有个决定性的名词出现频率最高，叫肾气。

说到男子的时候，从八岁肾气实，到二八肾气盛，三八肾气平均，五八肾气衰，八八肾脏衰，肾气贯穿始终。说明决定生长发育、健壮、衰老最重要的因素是肾的功能。

在描述男女生理周期的这两段话里面，五脏的肝、心、脾、肺，都没提到，却三番五次强调了肾，说明补肾应该是延缓衰老的重中之重。

在说完男子"八八，天癸竭，精少，肾脏衰，形体皆极则齿发去"以后，《黄帝内经》又说，"肾者主水，受五脏六腑之精而藏之，故五脏盛，乃能泻。今五脏皆衰，筋骨解堕，天癸尽矣。故发鬓白，身体重，行步不正，而无子耳"。

在五行学说里肾对应的是水。"受五脏六腑之精而藏之"，这个精以后我们还会详细谈到，有先天之精、后天之精。人出生以后就有先天之精，但是在一生中，还要接受五脏六腑后天之精的补充，叫"受五脏六腑之精而藏之"。

"故五脏盛，乃能泻"，五脏功能都很正常旺盛，男性才能正常射精。

"今五脏皆衰，筋骨解堕，天癸尽矣"，如果五脏都衰退，筋骨不像以前那么健壮，开始走下坡路，天癸也没了。"故发鬓白，身体重，行步不正，而无子耳"，就会鬓发变白，白发、脱发。身体重，行步不正，老态龙钟，开始出现衰退之象，也没有生育能力了。

下面接着又说：

"帝曰：有其年已老而有子者，何也？岐伯曰：此其天寿过度，气脉常通，而肾气有余也。此虽有子，男不过尽八八，女不过尽七七，而天地之精气皆竭矣。"

有人年纪挺大还有生育能力，岐伯说这是因为他的"天寿过度"，先天禀赋好。每人先天禀赋不一样，有人出生以后体质就比较差，或者父母高龄结婚、怀孕，或者母亲怀胎时营养差或情绪不太正常，都可能影响到一个人的先天禀赋。

"气脉常通"，这个"常"有人理解成"尚"，就是气脉还通。"而肾气有余也"，这时肾气还很强壮。但是即使这样，"此虽有子"，虽然能有生育能力，男的"不过尽八八"六十四岁，女的一般不过七七四十九岁。

"而天地之精气皆竭矣"，天地的精气怎么理解？这时男女没有生育能力，真的和天地有关吗？《黄帝内经》的名词术语在每个地方是灵活多变的。这个地方很明显天代表男代表阳，地代表女代表阴。天地之精气皆竭的意思是，男女精气都衰竭了。

也有特殊情况，有男性七老八十还可以有生育能力，女性也有年龄挺大生孩子的。怎么解释这种现象？其实这个问题在《黄帝内经》里早有论述。《素问·上古天真论篇》这样说：

"帝曰：夫道者年皆百数，能有子乎？岐伯曰：夫道者能却老而全形，身年虽寿，能生子也。"

黄帝说"道者"，就是知道、得道，知道养生之道的人，养生之道是什么？我们再回想一下"其知道者，法于阴阳，和于术数，食饮有节，起居有常，不妄作劳，故能形与神俱"，术数很多，包括很多道家的办法，平时怎么养生，还有房中术，等等。

"夫道者年皆百数，能有子乎？"得道的人常能活到100岁，

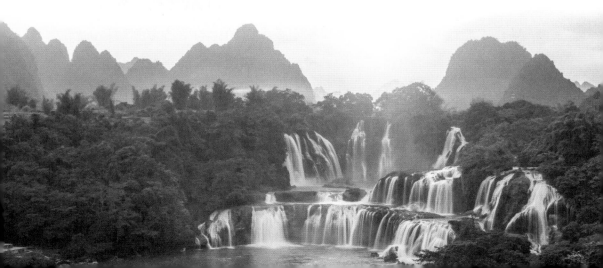

还有生育能力吗？岐伯回答说，得道的人，能"却老而全形"，却老，和我们普通人不一样，能抗衰老。而全形，而且身体还挺好。刚才说"今五脏皆衰，筋骨解堕"。而得道者正好相反，筋骨没有出现退化的迹象。"身年虽寿，能生子也"，年纪虽然很大，仍可能有生育能力。

这是辩证法，包括一般情况和特殊情况。涉及抗衰老的话题，我的一个博士生对延缓衰老、抗衰老非常感兴趣，我就鼓励她毕业论文做这个主题。

她统计了历朝历代中医抗衰老的主要方剂，研究其规律、奥秘。当然，古人不叫抗衰老，查古代中医药文献，出现比较多的，比如叫"延年""益寿""不老""遐龄""增寿""延龄"等都是抗衰老的同义词。

药物方面，经过用统计学方法处理药物的归经、性味，研究出了一些结果。

从归经上讲中药有性味归经。性就是四气，寒、热、温、凉。味是五味，酸、苦、甘、辛、咸。归经，就像向导，就像解放军来到陌生的地方打土匪，到深山老林去，必须得找当地老乡作为向导，才能找到敌人。中药要作用于某个脏腑，就要考虑到药物的归经问题，引经，引这些药的力量到特定部位去。如桔梗归肺经；决明子明目，因为归肝经，肝开窍于目；决明子能缓泻，对便秘者有温和的排泄作用，因为它还归大肠经。这些都叫归经。

古代抗衰老方药归经，均以归五脏为主，肝、心、脾、肺、肾。很少有归大小肠、膀胱的。而且在归五脏里，归肾经的频率高于其他四脏。正如我们开始就强调的，补肾是延缓衰老的重中之重。

从药性上讲。药性就是四气，寒热温凉，有的时候叫五性，加上平性，就是不寒不热不温也不凉，比如山药，什么人都可以吃，阳虚怕冷的人也可以吃，热性体质的人也可以吃。寒热温凉其实是形容程度的不同，寒和凉是程度的不同，温和热也是程度的不同。

统计学分析药性，古代抗衰老方药，药性一般以温和平为主。其中寒性药的使用也占一定比例，稍微偏凉一点的也不少，但是热性和凉性的很少用。

统计学分析药味，酸、苦、甘、辛、咸。古代抗衰老的方剂，药味最常见的是甘味。之后的章节里头，还会有一节专门讲甘味养生法。

古代抗衰老方剂从功效上讲，用到利湿药、补气药、补阳药、补血药、补阴药、安神药。作用有开窍的、收敛固涩的、活血化瘀的、温里的、解表的、清热的，但补虚类占的比例还是最大。

古代抗衰老方剂性味、归经、药物归类等统计学分析说明，补肾是抗衰老的重中之重是有根据的。

大家如果查中医古书，还是有线索的，有的看名称就知道与延缓衰老、抗衰老有直接关系，比如"草还丹""还少丹""神仙不老丸""地仙丸""延寿丹""琼玉膏"等等。

到这里大家肯定会问，能不能说几个古人抗衰老最常用的药物呢？

这个博士生研究的历代延缓衰老的前十位的高频药，相信很多人都会感兴趣。

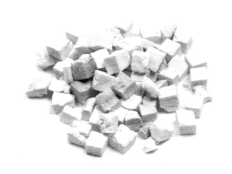

茯苓

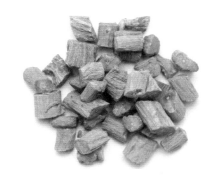

牛膝

第一是茯苓。茯苓别名茯菟、茯灵、松苓等。诗人陆游写过："百尺松根结茯苓，千年长养似人形。谁知金鼎烹初熟，恰值山翁醉欲醒。"《淮南子·说山训》也记载有"千年之松，下有茯苓"。

茯苓在现代中药书里说是利湿药，有利湿的作用，但它也能健脾化湿，像山药一样非常平和。

第二位，牛膝。乾隆时怀庆府人范照黎写过一首诗："乡民种药是生涯，药圃都将道地夸。薯蓣蒿高牛膝茂，隔岸地黄映菊花。"描述乡民们丰收牛膝、菊花等四大怀药的景象。

牛膝能补肝肾、强筋骨，用于治疗腰膝酸软、下肢痿软，同时还能活血。

接下来第三、四名是生地黄、熟地黄。

有人可能对地黄不熟悉，明代李时珍赞叹说，"服之百日面如桃花，三年轻身不老"。地黄有生熟之分，生地黄清热凉血，养阴

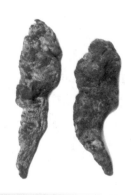

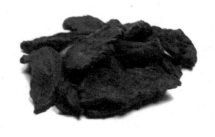

生地黄　　　　　　　　　　　　熟地黄

生津。熟地黄滋阴补血，益精填髓。生地黄被人们熟知的功效是清热降火，因此常常会熬制成降火的生地老鸭汤。实际上，生地黄滋补肾阴的功效也十分强大。

第五到第十，都是典型的以补肾为主的药物——枸杞子、人参、菟丝子、肉苁蓉、山药、天冬，就不一一介绍了。

技巧篇

和于术数的具体方法

29 手脚心发烫咋回事？

肾者水藏，津液之主

有人一年到头想尽办法补肾，吃这个吃那个，有时不仅没效，还有可能上火。补肾是有讲究的，不可笼统而论，要有针对性地补，因为补肾分为补肾阴、补肾阳、补肾精、补肾气这几个类型。

我们先讲补肾阴。

《素问·逆调论篇》说，"黄帝问曰：人身非常温也，非常热也，为之热而烦满者，何也？岐伯对曰：阴气少而阳气胜，故热而烦满也"。

"人身非常温也，非常热也"，意思是身上不像平常那样正常的温热。"为之热而烦满者，何也？"满通闷，感觉热到烦闷，为什么呢？岐伯说，这是因为阴气少而阳气胜，所以热而烦闷。阴虚则内热，阴虚阳就会盛，那具体怎么热？哪里热？下面接着说了：

"帝曰：人有四支热，逢风寒如炙如火者，何也？岐伯曰：是人者，阴气虚，阳气盛。四支者，阳也，两阳相得，而阴气虚少，少水不能灭盛火。"

　　"人有四支热"，"支"通四肢的肢，四肢发烫，遇到风和寒更烫，如炙如火，炙是烤的意思。为什么呢？岐伯说是因为阴气虚阳气盛。阴虚则火旺。

　　"四支者，阳也，两阳相得"，四肢本来属于阳，再加上阴虚阳亢盛，这四肢两阳和阴虚阳盛在一起相得，而且"阴气虚少，少水不能灭盛火"，少水就是阴虚，阴虚不能灭盛火，所以就表现为四肢热，常见手脚心烫，两个脚心、两个手心热再加心里烦闷，热而烦满，这就叫五心烦热。

　　中医说的五心和打坐时候五心通天的五心不一样，国学大师南怀瑾先生八九十岁的时候还坚持每天双盘打坐，两个脚心朝上，两个手心朝上，加上头顶的百会，五个心都通天，不同于前述的中医的五心。

　　单纯的四肢发热、手脚热，《黄帝内经》还有个词儿叫"厥"。厥分热厥和寒厥，发凉叫厥，发热也叫厥。手脚发热叫热厥。

　　这儿说到少水不能灭盛火，水归谁管呢？《素问·逆调论篇》说，"肾者，水脏，主津液"。肾是管水的脏器，主津液。津液在不同的地方含义不一样，有狭义和广义之分。

　　广义的津液包括人体的一切液体。《素问·灵兰秘典论篇》说，"膀胱者，州都之官，津液藏焉，气化则能出矣"，《灵枢·本输》也说，"膀胱者，津液之府也"，这两条说的津液是小便，尿也属于广义的津液。我们再看《灵枢·五癃津液别》说的"五脏六腑之津液，尽上渗于目"，五脏六腑的津液都可以上达到眼睛。所以说人体的一切液体都属于广义的津液，包括汗、血、泪、尿。

中医还有句话叫血汗同源，一个人感冒后应该发汗，发汗没发透，鼻子可能会出血，叫鼻衄。鼻衄又叫"红汗"，明明是血，中医叫"红汗"，因为中医认为血和汗同源。而且"不得汗解必得衄解"，出汗没发透，鼻子一出血表明就可能发透了，因为血和汗同源。

我们讲肾阴虚，肾是主管津液的，肾阴当然是指好的液体，指的是由肾主管的一种营养物质，属于狭义的津液范畴。

肾阴亏有很多表现，常见的有：

腰膝酸软而痛。腰为肾之府，肾虚腰就不舒服，可以酸可以软还可以疼。特别是在房事之后，腰膝酸软的感觉会更加明显。

头晕耳鸣。肾开窍于耳，所以肾阴亏可以耳鸣头晕。平时总感觉到头部眩晕，而且在没有外界声源的刺激下，患者通常会感觉到头部眩晕，耳内或者颅内还可能有异常的声音出现。

齿松发脱。牙齿松动，甚至会掉，因为齿为骨之余，肾主骨，肾阴虚牙齿就不健康。为什么头发会出问题呢？肾，其华在发，以后我们会讲到五脏各有其华，五脏各有其窍，所以肾阴亏可以导致白发、脱发。

男科问题。比如遗精、早泄，这个很容易理解。但是肾阴虚还可以出现相反的情况，叫阳强易举，频繁勃起，中医叫阳强，有个病名叫强中，就是勃起不倒。这种强中实际上是外强中干，是阴虚相火旺的一种表现。女子肾阴亏常见经少或者闭经，也可以见到崩漏。

失眠健忘、口燥咽干、形体消瘦、潮热盗汗。潮热，就是每天下午三四点钟以后，感觉到身上发烫，就那么一两个小时，像潮水一样定时而来故叫潮热。量体温的话可能发烧也可能不烧，如果发烧往往是很低的烧，体温在37摄氏度左右。午后颧红，下午感觉到身体烫的时候，颧骨看上去颜色就有点儿泛红。

舌红少苔。这也是肾阴虚最常见的表现。

人为什么会肾阴虚呢？有几个常见的原因：

第一，先天禀赋不足。父母年纪大生的孩子或者怀孕时的营养不足，生下的孩子就可能先天肾阴亏。

第二，情欲妄动、房事不节。情欲妄动就是心不静、意淫，还有可能频繁手淫。房事不节就是性生活过度。常见于中青年人。

第三，虚劳久病。得了慢性病，经年累月可导致人体肾阴亏。

第四，老年体弱。这是种自然现象，人年纪大了，也慢慢会阴亏。

第五，乱服补药。这种情况大家常常想不到，过服温燥类的药物或者补品，煎灼肾阴。肾阴虚应该用偏寒性、润性的东西补，如果用反了，用了温燥的补品，比如鹿角、鹿鞭这些热性的东西，就会更加损伤肾阴，这很常见。

肾阴亏的症状很多，用三个字来总结，大家就比较容易记了。

不管什么虚，肾阴虚、肾阳虚、肾阴亏、肾精亏，首先记住第一个字——"虚"。肾阴虚同样有虚的表现，比如腰膝酸软、头晕耳鸣、失

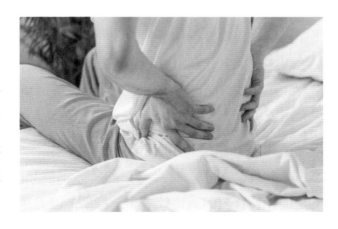

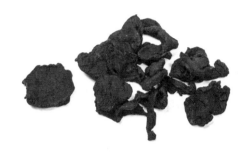

制黄精

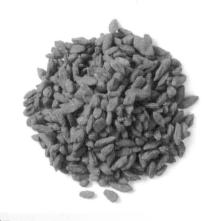

枸杞

眠多梦、精力不济。

第二个字——"干"，阴虚相当于身上缺水。土地缺水地会干，人体缺阴缺水也会干，所以会口燥咽干、嗓子干、眼睛干、鼻子干、皮肤干、起皱纹、大便干。最重要的是舌头，干，没有舌苔，甚至舌头会裂开，叫裂纹舌。天旱严重的话地缺水会裂开，人体阴虚严重的话舌头也会裂开。

第三个字——"热"，阴虚则内热。阴虚的人往往会出现热的表现。最常见的是五心烦热，手心脚心发热和心里烦闷。再就是潮热，下午、傍晚、晚上身体感觉烫。

用这三个字，肾阴虚的症状就容易记住。

既然说到肾阴虚，大家肯定关注怎么解决肾阴虚问题。

很多人知道"六味地黄丸"可以补肾阴，但这个药是"三补三泻"，里面有熟地、山萸肉补阴，山药也是补的，这叫三补。还有三泻，茯苓、泽泻、牡丹皮，利湿利水清热。所以"六味地黄丸"不是纯粹补肾阴的。比较平和、稳妥，但力量也有限。

　　我推荐一个小方子叫二精丸，是一本叫《圣济总录》的古书里边记载的。是一个药对，药对又叫对药。只有两味药，黄精、枸杞子。原方是做成丸药长期服，因为中医讲"实证易泻，虚证难补"，虚证不是一天两天就能补起来的，一般做成丸药长期服用。中药叫"丸者，缓也"。缓，适合慢性病。"汤者，荡也"，扫荡的荡，适合急性病。

　　二精丸能补肾阴延缓衰老，不见得非要做成丸药。可以用黄精、枸杞子各5克，每天代茶饮。

　　补肾阴有两个注意事项。

　　首先要有恒心，要坚持。曾经有一位名老中医说补阳感觉来得快，补阴来得慢。阳虚的朋友如果用补阳药，很快就会有感觉，手脚凉的症状很快会改善。但是阴虚来得慢，就像大旱几个月、半年，来一两场小雨是不管用的。

　　其次，假如半年以后还不见效，可以稍微配一点补阳的东西。因为张景岳有句名言，"善补阴者，必于阳中求阴，则阴得阳升而泉源不竭"。就是善于补阴的大夫，应该在补阴药里边加上补阳药，这样的话，阴就像泉水一样源源不断。当然了最后还是建议找中医大夫把把脉，可以先用这个二精丸试试看。

30 人体动力不足的对策

诸寒收引，皆属于肾

前面我们讨论了补肾阴，现在讨论补肾阳。

或许大家多多少少都听说过肾阳虚、肾阴虚等词，但是云里雾里分不清。我打个比方，人体如同烧水，讲究火候合适，阳虚就如火不够旺，水烧半天也不开；阴虚就如水太少，一会儿就烧开了。

为什么会烧半天不开呢？是我们人体的动力不足啊。究竟要怎么样才能解决动力不足的问题呢？

先看看肾阳虚主要有什么表现。

《素问·疟论篇》说，"阳虚则寒"，《素问·调经论篇》说，"阳虚则外寒"，《素问·厥论篇》说，"阳气衰于下，则为寒厥，阴气衰于下，则为热厥"。因为肾在身体的下焦，所以叫衰于下。肾阳虚则为寒厥，寒厥的意思是手脚四肢发凉，怕冷。前面我们提到过热厥，阴虚则内热，阴虚阳盛。阳盛就有可能是手脚、四肢发热，叫热厥。

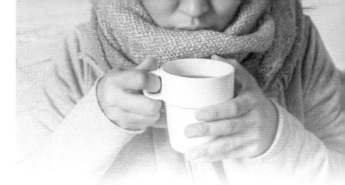

肾阳虚常见的原因有：

素体阳虚。因先天或后天的因素，导致人体阴阳失衡，累及肾脏，阳气虚衰。

年高肾亏。随着人体的衰老，人的肾脏也开始走向衰弱，阳气虚衰。

久病伤肾。任何疾病发展到严重程度，都可累及肾，导致肾脏阳气虚衰。

房劳过度。性生活过于频繁、早婚或手淫等，可耗伤肾阳。

以后我们还会学到"病机十九条"。《素问·至真要大论篇》说，"诸寒收引，皆属于肾"，一切怕冷的、蜷缩的、拘急的、向内的，都有可能和肾阳虚有关系。

什么叫肾阳虚证？肾阳亏虚，机体失去温煦，又叫命门火衰证。肾有两个，左者为肾，右者为命门，后世是这么分的，说用命门代表肾阳的功能，命门火衰就是说的肾阳虚衰。

常见的肾阳虚证表现有很多。

比如头晕目眩、面色㿠白或者黧黑、腰膝酸冷疼痛、畏冷、肢凉，以下肢怕冷更明显。精神萎靡、性欲减退，男子可以有阳痿、早泄、滑精、精冷。

肾阳虚男性的表现和肾阴虚不一样，肾阴虚可以阳强易举，可以有强中证，勃起以后老是不倒，那是因为阴虚相火旺。但是肾阳虚男科的表现是阳痿早泄、遗精滑精、精冷，但不会出现强中、阳强易举的表现。女性可以宫寒不孕，不容易受孕。

男女都可以表现为大便溏泄、完谷不化，拉出来的东西像没消化一样。往往都是五更泻，天蒙蒙亮就要上厕所。小便往往颜色很清，清长频数，尿频，特别是夜尿频。

这么听起来感觉还是有点摸不着头脑，肾阳虚的表现怎么那么多呢？这里给大家归纳一下，肾阳虚的表现记住四个字就可以。

第一个字"软"。全身酸软，特别是腰膝酸软。还有男科的阳痿，这都属于"软"。

第二个字"冷"。阳虚则寒，可以是手脚凉，也可以是全身任何地方怕凉怕风。有的人就背上一小块觉得冷，就像张仲景描写的"其人背寒冷如掌大"，像一个巴掌那么大。治疗这种怕冷要加引经药，看冷的部位在哪个经络上，就加上一点引经药，把药的力量引到那个地方去。还有的人是头冷、腰冷、肚子冷等。

第三个字"懒"。可以是累、疲劳，也可以不是累，就是精神萎靡不振，老像没睡醒一样。张仲景《伤寒论》中提到少阴病，少阴病指的就是足少阴肾的问题，最常见的是"脉微细，但欲寐"，脉微细，脉很弱，几乎摸不到。但欲寐，老想睡觉，萎靡不振。临床看病，有人问他几遍，他都懒得回答，也不知是听见了还是没听见，这种表现往往是阳虚比较严重，是全身机能下降的表现。

第四个字"漏"。人体的体液包括汗、尿、血、鼻涕、精液、女人的白带，甚至做完手术以后的引流液，都是人体的体液。体液的分泌和排泄是有规律的，需要阳气来固涩，不让它跑到体外去，即使跑也不能跑太多。如果阳虚，抓不住体液，就会漏。会出现尿频，腹泻，出汗多（特别是自汗，白天出汗），鼻涕多，男人遗精、早泄，女人白带多，一般比较清稀，还可以出现各种出血，月经量多、消化道出血、鼻子出血等。外科手术，正常的做完手术引流两三天就干净了，但有人老是不干净，这个经常是由于肾阳虚导致的"漏"。

我们归纳了肾阳虚表现的四个字：软、冷、懒、漏。

肾阳虚问题怎么解决呢？怎么改善体质呢？

寒者热之，既然是阳虚，就要多吃一些热性的东西，但要看怎么吃，吃哪些热性的东西。有人喜欢用鹿茸、鹿鞭甚至各种鞭来补肾阳。

中国中医科学院一个老中医明确表示反对这样补。他说，"欲速则不达"，这类补品往往都是大热的，吃太多有时伤阴，伤阴以后会出现舌头干、舌头疼、口冒热气、眼睛干疼，所以一般补肾阳不提倡这么补。

那怎么补呢？在这儿给大家推荐两个办法。

首先是艾灸。

艾灸，"灸"这个字，上边儿是久下边儿是火，所以它特别适合用于阳虚的患者。肾阳虚我们推荐两个穴位处方。

一个是肾俞。肾俞在背上，在肚脐眼水平正对着的背部，脊柱两边各一寸半，一边一个，艾灸肾俞可以补肾阳。

另一个是命门。命门在肚脐眼正后方，腰椎棘突下凹陷处。"左者为肾，右者为命门"，肾阳虚衰又叫命

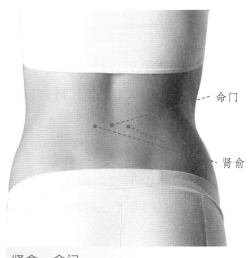

命门

肾俞

肾俞、命门

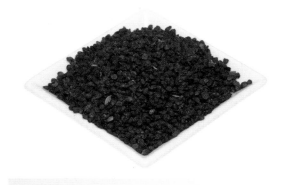

韭菜子

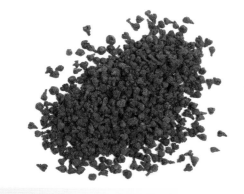

补骨脂

门火衰。所以说艾灸命门对温补肾阳比较合适。

其次是食疗方，韭子二味饮。

韭子就是韭菜子，再加补骨脂，韭菜子和补骨脂都是温补肾阳的。韭菜子比较平和，不管是生的韭菜子，还是用盐炮制过的韭菜子，甚至是酒炮制过的韭菜子，都有补肾壮阳的作用。要特别强调一点，这儿说的是韭菜子，不是韭菜。

韭子二味饮的制作方法：用韭菜子、补骨脂各30克，放在一起打成粉末状，装在玻璃瓶里备用，每次取3克，加一碗水，水煎，煎到剩半碗的时候就可以了。

一天喝一次，七天一个疗程。切记，不是肾阳虚的，特别是那些爱上火、不怕冷反而怕热，一点舌苔都没有，甚至舌上有裂纹的人，不适宜用韭子二味饮。

31 每个人体内有补药！

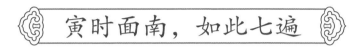

寅时面南，如此七遍

古代的皇帝一般都比较短寿，原因可能有多方面：操心过多，三宫六院房劳过度，为追求长生不老，吃一些有毒有害的丹药，比如说含汞的东西。

但是也有个别皇帝很长寿，如清朝乾隆皇帝活了89岁，他能活这么大岁数不是偶然的，他一生奉行着很多好的养生习惯。其中有一个"十常四勿"，即十个经常要做的动作，四个不要去做的行为。

"十常"指"齿常叩、津常咽、耳常掸、鼻常揉、睛常转、面常搓、足常摩、腹常运、肢常伸、肛常提"。"四勿"指食勿言，吃饭的时候不要说话。卧勿语，躺下也不要说话。饮勿醉，喝酒不要喝太多，不可贪杯。色勿迷，不能太好色，特别是皇帝，那么多的后宫佳丽。所以说乾隆能这么长寿不是偶然的。

"十常"不是乾隆皇帝发明的，是历朝历代特别是道家经常实践的养生习惯。很多人长寿都不是偶然的，我在网上看过国学大师南怀瑾先生的系列讲座叫"南禅七日",打坐修禅一口气修七天,在这七天里,一边带着大家打坐,一边抽时间给大家讲一些儒释道的知识,其中包括养生保健的知识。南老也有这样的习惯,从早晨一睁眼,一天好几遍,从头到脚做这些养生保健的动作,南老也活了94岁啊。

咱们讲《黄帝内经》,又讲到乾隆的"十常四勿",中间有没有关系呢?有的,我们先一起来学习《素问·刺法论篇》这一段:

"所有自来肾有久病者,可以寅时面向南,净神不乱思,闭气不息七遍,以引颈咽气顺之,如咽甚硬物,如此七遍后,饵舌下津令无数。"

"所有自来肾有久病者",指肾虚的人,为了健康长寿,养肾最关键,是重中之重。《黄帝内经》讲的这个养肾小秘诀,就是在

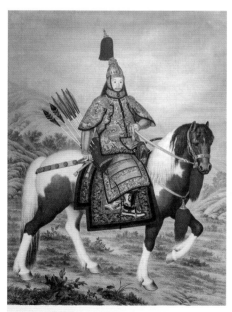

乾隆骑马图

寅时(凌晨3:00—5:00),面向南,然后做如下动作。当然做这些动作不一定这么死板,不一定非要寅时,随时随地都可以做。还是那句话,我们学习《黄帝内经》的精髓,学习它的指导思想。这些小的养生方法,之所以要推广,就是因为随时随地可以做,简单方便。

"净神不乱思",心要静,不能胡思乱想,心外无物。"闭气不息七遍",做的时候呼吸

暂停一下，憋住气。七遍，每一遍的时候干什么呢？"以引颈咽气顺之，如咽甚硬物"，脖子伸长咽气，就像咽下去比较硬的东西一样。大家都有体会，不喝水吃米饭吃馒头时往下咽的那种感觉，就是咽甚硬物。当然还是那句话，我们不见得非要闭气不息。现在大家做这个动作的时候，一般都不会闭气不息。"如此七遍后，饵舌下津令无数"，饵就是吃，吃舌下津液，即自己的唾沫。

从《黄帝内经》这一段可以看出道家的这些养生小动作，包括乾隆皇帝的"十常"，都起源于古老的中华养生智慧，并不是清朝才发明的。

葛洪在《抱朴子内篇》第十五卷《杂应篇》中说，"或问坚齿之道。抱朴子曰：能养以华池，浸以醴液，清晨建齿三百过者，永不摇动"。

"华池"就是比较好的水，"浸以醴液"，是打个比方，如同人用上等的泉水来养生一样，我们自身就有这样的好东西，就是口腔分泌的唾液。"清晨建齿三百过者"，就是叩齿。乾隆"十常"中第一常就是"齿常叩"。叩齿的好处是"永不摇动"，牙齿牢固。

孙思邈的《千金要方》也说过叩齿法，"每旦，以一捻盐内（纳）口中，以温水含揩齿，及叩齿百遍，为之不绝，不过五日，口齿即牢密"。

每天早晨捏一点儿盐放到嘴里，用温水来刷牙，"揩齿"就是刷牙。刷完牙后"叩齿百遍，为之不绝"，每天坚持叩齿百遍。不过五日，口齿即牢密。

以上葛洪和孙思邈讲的是叩齿对牙齿有好处。

宋朝大诗人苏东坡对养生也很有研究，写过一些养生保健的杂文，《梦溪笔谈》的作者沈括，比苏东坡长6岁，写过《良方》一书，后人将他们两人关于养生的东西合在一起成书，叫《苏沈良方》。苏东坡在他的《上张安道养生诀论》里写道："每夜以子后，披衣起，面东或南，盘足，叩齿三十六通。"

子时以后，晚上11:00—1:00，披上衣服起来面向东南方向，盘足，单盘或双盘。我看《南禅七日》里，南怀瑾先生那年将近90岁，还能够双盘打坐，两手一撑，能把自己的身体撑起来。"叩齿三十六通"，要叩36下牙齿。

明代医家龚居中写过一本书《红炉点雪》，当时痨瘵非常普遍，痨瘵就是结核病。《红炉点雪》说，"津既咽下，在心化血，在肝明目，在脾养神，在肺助气，在肾生津泽，自然百骸调畅，诸病不生"。说明津常咽对肝、心、脾、肺、肾都有益处，养精、养气、养神、养血，对全身都有好处，可以预防疾病。对五脏都有好处，对哪个脏好处最大呢？

《素问·宣明五气篇》说过，"五脏化液，心为汗，肺为涕，肝为泪，脾为涎，肾为唾。是谓五液"，人体体液有五液，脾主涎，涎是唾沫。肾为唾，唾还是唾沫。比较清稀的叫涎，比较稠厚的叫唾。我们咽的唾沫最重要的是与脾和肾有关系。叩齿对哪个脏好处最大？《灵枢·五味论》说："齿者，骨之所终也。"齿为骨之余，肾主骨，叩齿对肾还有牙齿的好处最大。

津常咽对脾和肾最好，首先健脾。脾主运化，唾液来源于脾运化以后的饮食水谷，对脾的运化功能起到促进作用，唾液对饮食物的消化也有帮助。肾主水，具有主持和调节人体津液代谢的重要作用，唾液属于津液的一部分，所以它也受到肾脏的调节。

齿常叩、津常咽，道家有个名词叫"赤龙搅海"，舌头在口腔里头动才能有津液。

"赤龙搅海"健脾胃的机理有两个。一是叩齿本身能强健牙齿，牙齿强健食物就容易嚼碎，减轻胃的负担，可以养胃。二是脾在液为涎，具有帮助食物消化的功能。叩齿按摩牙龈催生唾液，咽下可以滋养脾胃，有助饮食水谷的腐熟和消化作用，从而达到健脾胃的目的。

齿常叩、津常咽补肾的机理也有两个。一是齿为骨之余，肾藏精，主骨生髓，牙齿是由肾的精气充养的。肾的精气充足，牙齿就坚固不容易动摇。肾精不足，牙齿易于松动，甚至提早脱落。叩齿以及用舌头按摩牙龈，可以促进牙周组织的微循环，增强牙齿的抵抗力，强健牙齿补充肾精，所以可以健肾。二是肾在液为唾，叩齿按摩牙龈促进唾液分泌，唾液又叫金津，金通精，为肾之精气所化，咽下去以后可以滋养肾精，也就是说可以补肾。

有研究表明，齿常叩对牙龈出血指数和牙周袋深度有明显的改善作用，菌斑指数变化不明显。说明叩齿和舌运动可以减轻牙龈炎症，减少出血，缓解水肿。

一言概之，"叩齿咽津"可强健体魄，持之以恒可保健养生。

既然叩齿和咽津有好处，那么怎么叩？怎么咽？要领是什么？

叩齿时上下牙齿要有节奏地互相叩击，次数一般不限。建议刚开始练习时一次叩20次，然后逐渐增加，增加到苏东坡说的36通，即36次。叩齿结束以后开始"赤龙搅海"，用舌头在口腔内搅动，贴着上下牙床、牙面按摩，用力柔和自然，先内后外，先上后下，搅动36次。也就是说用舌头先从左上牙床内侧转到右侧，然后舌头再从右上牙床外侧转到左侧。再从左下牙床内侧转至右侧，又从右下牙床内侧转至外侧，搅动36次。在搅舌的过程中唾液会慢慢产生，用舌头抵住上腭来聚集唾液，然后鼓漱唾液数次，再慢慢咽下。这就是完整的一次叩齿咽津，一天可以随时随地做几次。

有人考证说叩齿是一种内化的道教仪式，叩齿发声就像道教仪式中演奏钟鼓磬这些法器，这是另外一种说法。

注意事项：第一，年龄太小、牙齿还没有发育好的儿童，不宜做叩齿动作；年纪太大、牙齿已松动的人，也不太适宜。第二，叩齿应该根据牙齿的健康程度量力而行，特别是患了牙病的，叩齿力度不宜过大，防止牙齿进一步损伤。第三，搅舌鼓漱，舌尖要紧压齿根部，速度不宜太快，用力适当均匀、缓慢周到。第四，如果有口腔溃疡或者口舌糜烂要暂停几天，痊愈后再锻炼。第五，咽津前如果口中唾液分泌过多，影响其他动作进行，可将唾液部分咽下，不可吐掉。

32 中小学生不近视的秘密

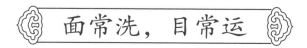
面常洗，目常运

我们继续讲乾隆皇帝"十常"中的面常洗、目常运。面常洗也叫面常搓，目常运也叫睛常转。

面常洗，可保养皮肤。目常运，则是保护眼睛。如何做呢？我卖个关子，放在后面来阐述。

《灵枢·大惑论》说，"五脏六腑之精气，皆上注于目而为之睛。睛之窠为眼，骨之精为瞳子，筋之精为黑眼，血之精为络窠，气之精为白眼，肌肉之精为约束"。

这段话我们不细究。"五脏六腑之精气，皆上注于目而为之睛"，眼睛和五脏六腑的精气密切相关，从解剖学上讲，眼睛的每个部位和人体的筋骨、气血、肌肉分别相对应。

说起小孩子近视的发病率，让人非常感叹，小学生到了三四年级的时候绝大部分都戴上了眼镜。这有多方面的因素，和用眼卫生、用眼习惯有关系。日本的孩子为什么近视的发病率低？有一个观点说日本人总捕鲸鱼，用鲸鱼做成鱼油，男女老少常年吃鱼油，对眼睛好。当然这只是一个说法，顶多算其中的一个因素。

目常运，对小孩子预防近视有一定帮助。告诉大家四个穴位，在眼睛周围，比较好找。小孩子不见得能坚持，每天晚上孩子临睡前，父母可以给孩子按揉一小会儿。

第一个，睛明。顾名思义，睛明能使眼睛更加清澈明亮。睛明穴位于目内眦（就是眼睛的内角）稍微往上一点的凹陷处。

睛明属于足太阳膀胱经的穴位，也是足太阳、手太阳、足阳明、阴跷、阳跷五个脉的交会穴。

有一本著名的针灸书《针灸大成》，说这个穴位"主目远视不明，恶风泪出……小儿疳眼，大人气眼冷泪"。睛明对治疗远视、近视，包括迎风流泪都有好处。小儿疳眼，相当于现代医学的角膜软化症，继发于小儿疳积，疳积这个病很少了，是中医的病名，指慢性营养不良病。这样的孩子面黄肌瘦、毛发焦枯、肚大青筋、精神萎靡，四肢没有肉，干巴巴的，但是肚子很大，现在这种病基本见不到了。还有大人气眼冷泪，也是指眼睛迎风流泪。睛明每天按揉36下。

第二个，承泣。位于眼睛下侧，瞳孔正下方，眼球和眼眶的下缘之间的眼轮匝肌中，很容易找到。

承泣，承是接受的意思，泣就是哭泣，也就是眼泪的意思，哭泣的时候眼泪掉下来必定会经过这儿，有时甚至会挂在这里，所以叫承泣。承泣也每天按揉36下。

第三个，瞳子髎。刚才说睛明是在目内眦，就是靠近鼻子的地方。瞳子髎在面部目外眦旁0.5寸处，稍微有点凹下去的地方。同样按揉36下，或者18下也行。

第四个，攒（cuán）竹。攒竹穴在眉头的凹陷处，眼眶上切痕处。怎么找呢？皱眉的时候，眉毛内侧端会有一个隆起，一皱眉那个地方的肌肉就紧缩在一起，这里就叫攒竹。同样，每个穴位要么做18下，要么36下。

以上介绍了眼睛周围的四个穴位。不仅要给自己揉，孩子每天晚上睡觉前，雷打不动地给孩子做，长此以往，孩子得近视的概率低，或者近视的时间可能晚。

最后，我们来扣一下主题：面常洗，目常运。

一个人的衰老可从脸上反映出来。我们以前讲过女子以七为界，男子以八为界，女的35岁"面始焦，发始堕"，35岁脸色就比以前憔悴了，42岁"面皆焦，发始白"，衰老更加明显，皱纹也多了，气色也不如以前了。男的也一样，48岁"面焦，发鬓颁白"，面色憔悴，皱纹明显增多，会开始脱发、白发。

"面常洗"不是用水洗，是干洗。双手互搓，搓热，大概需搓18下，搓热以后，用中指的指腹引导带动其他各个手指指腹，把中指的指腹放在鼻子两侧鼻唇沟，沿鼻子的两侧由下向上搓洗。过了额部，到了发际线的时候，10个手指头分开一些，捎带着把头皮也搓一下，一直到后脑

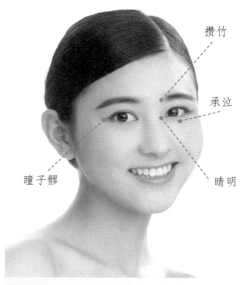

攒竹

承泣

瞳子髎

睛明

眼部四个穴位（对称穴位未标注）

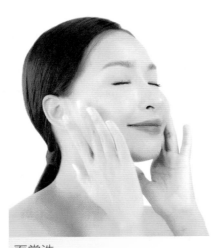

面常洗

勺。10个手指总的动作趋势是向上向外。每次搓的时候，像叩齿一样，叩齿要36通，搓面每次也搓36次。

经常搓面（干洗面）可使面部气血更加通畅，血液灌注皮肤，能够更好地濡养面部，增加面部肌肉张力，使面色红润，延缓皮肤衰老和皱纹的产生。

"目常运"指两个眼球顺时针转36圈，反过来逆时针再转36圈。南怀瑾先生在《南禅七日》里讲，他除了转眼球以外，还发明了一些办法：整个头面不动，眼睛往外瞅，像对某个人有意见，斜眼瞪人一样，斜眼看他，一直往外瞥到不能动的位置停，不要动，尽可能多瞪一会儿。然后反过来，比如刚才往左，现在往右，尽可能多坚持一会儿。

33 不花钱治疗过敏性鼻炎

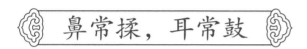

鼻常揉，耳常鼓

我们继续讲养生的小技巧。

上面我们讲了面常洗、目常运，这里讲鼻常揉、耳常鼓。耳常鼓在乾隆养生"十常"中也叫耳常掸。

过敏性鼻炎现在越来越多，一旦犯了，鼻塞、打喷嚏、流鼻涕、眼痒、鼻涕倒流等不适症状通通都来，很难受、很痛苦。现在过敏性鼻炎男女老少的发病率都很高，不是什么大病，但一旦犯起来很难受。

患有鼻炎的朋友可以多揉鼻子。

鼻子为什么要常揉？主要目的有两个。第一，改善鼻炎症状。第二，预防感冒。感冒叫"上感"，即上呼吸道感染。上呼吸道是鼻咽喉，首先就是鼻，所以鼻常揉对预防鼻炎和上呼吸道感染都有好处。

鼻炎，中医称为鼻渊。《素问·气厥论篇》说，"辛颎（è）鼻渊，鼻渊者，浊涕下不止也"。辛就是辛辣，颊就是鼻梁部，鼻子里感觉辛辣不舒服，鼻渊是鼻炎中医病名，"浊涕下不止也"，总流涕。其他症状没说，应该伴随打喷嚏、鼻塞。

揉哪里呢？不是揉鼻子，首先揉鼻子旁边的迎香。迎香，顾名思义，多么形象，有什么香味儿，鼻子能先闻到。肺开窍于鼻，《灵枢·脉度》说，"肺气通于鼻，肺和则鼻能知臭香矣"，肺的功能正常，鼻子就能闻出来香臭。

迎香穴是手阳明大肠经的穴位，在鼻翼外缘鼻唇沟中，很好找。

怎么揉呢？用两个手的手指，食指或者中指都可以，按住两个迎香，像点穴似的，每次按压若干下，揉10下、20下都行。

鼻常揉的下一个动作，是从迎香顺着鼻子的两侧往上走，稍微用一点力，往上揉一直揉到眉毛之间、两个手指头交会，这个地方正好是人体的另外一个穴位——印堂。揉到印堂以后，再使劲按压、按揉印堂。从迎香到印堂可以反复往上揉10次左右，按压印堂也是10下。

按压迎香有疏散风热、通利鼻窍的作用，经常按摩印堂也可以增强鼻黏膜上皮细胞的增生能力，还能刺激嗅觉细胞，使嗅觉灵敏，也能预防感冒和呼吸系统疾病。

过敏性鼻炎多是肺气虚导致的，往往是见到凉风或者早晨刚睡醒、刚起床的时候容易犯，因为那时阳气比较弱。打喷嚏、流鼻涕、怕风、怕冷，鼻涕一般比较清稀，不是浓浊的，不是稠的，这个一般是肺气虚。《灵枢·本神》也说过，"肺气虚则鼻塞不利"。

像这种肺气虚的过敏性鼻炎可以吃中成药"玉屏风散"。玉屏风散就三味药，白术、黄芪、防风，这是非处方药。有气虚过敏性鼻炎的朋友可以吃一段时间玉屏风散，再配合上我们这里讲的鼻常揉。

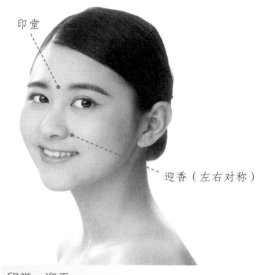

印堂

迎香（左右对称）

印堂、迎香

下面讲耳常鼓，也叫耳常掸。

人衰老通常有几个表现，听力衰退也是常见表现。即使是青年人、中年人，现在容易得一个病，叫突发性耳聋。突发性耳聋一般是耳鸣，听力倒不见得一下子减退得很快，有时是不知不觉慢慢减退的，最常见的表现是耳鸣，从西医来讲这种耳鸣、耳聋，往往是压力大导致的，中医一般认为是肝气郁结或者肝火旺。

有人会问一般不是肾虚导致耳聋吗？其实中医的耳鸣、耳聋分虚实两类，肾亏的是虚证，肝郁肝火的是实证。

肾主耳，肾开窍于耳。《灵枢·决气》说，"精脱者，耳聋"。精脱就是肾精亏，肾精亏容易导致耳聋，但那种耳聋、耳鸣患者一般都是年纪大的人，和情绪、压力大没关系。肾精亏的耳鸣声音比较低，不刺耳。压力大，肝郁、肝火旺导致的耳鸣，一般声音都很刺耳，自己听着都心烦。

关于肝郁、肝火导致耳聋、耳鸣，《黄帝内经》也有论述。

《素问·六元正纪大论篇》说，"木郁之发……膈咽不通，食饮不下，甚则耳鸣眩转"。木郁就是肝胆之郁，发病以后膈咽不通，胸膈和嗓子感觉不舒服，可以打嗝或者憋闷。食饮不下，影响到食欲。因为木克土，肝郁影响到脾胃。甚则耳鸣眩转，严重的话可以耳鸣、眩晕。《素问·至真要大论篇》也说过，"厥阴之胜，耳鸣头眩"。厥阴就是足厥阴肝。

为什么肝郁、肝火也会耳鸣耳聋呢？因为肝和胆是一对，《素问·热论篇》说，"少阳主胆，其脉循胁络于耳，故胸胁痛而耳聋"。肝胆郁结、肝火旺就可以导致胸胁痛，耳聋耳鸣。

看耳鸣、耳聋到耳鼻喉科（又叫五官科），现代医学中很多名词都是沿用中医的名词，像疟疾、痢疾、五官等。《黄帝内经》里就提到过五官，《灵枢·五阅五使》中说，"黄帝曰：愿闻五官。岐伯曰：鼻者，肺之官也；目者，肝之官也；口唇者，脾之官也；舌者，心之官也；耳者，肾之官也"，这就是五官的由来。

需要郑重地提醒各位：一旦得了神经性耳鸣、耳聋，要第一时间就诊！

看中医可以，看西医也可以，对耳鸣、耳聋有很多治疗办法。可以扎针灸、吃中药，也可以输液，输点扩张血管的药，比如丹参、葛根、银杏液等，金纳多就是银杏提取物。得病时间越短，治疗效果越好。时间越长，效果越差，一旦超过半年、一年，中医或西医治疗效果都不理想，包括高压氧舱效果也不会太理想。

为什么要给大家提这个醒？因为很多朋友刚得神经性耳鸣的时候不在意，认为响就响吧，也不碍事，而且有时响有时不响。我有个好朋友得了耳鸣，给我打电话，我说抓紧时间去看，中医、西医都可以。他不去，没在意。结果过了一两年，耳鸣越来越明显，越来越严重。后来到北京一家非常著名的三甲医院看，看完以后他给我描述：为了看病，在网上约了5天才约上300块钱特需门诊，到医院等了两个小时见到专家，专家只说了一句话——"习惯就好了"。几个数字：5天，300块钱，两小时，一句话。

我说这是真正的专家，没有忽悠你，因为你耳鸣时间太长了，过了最佳治疗期，已经没有好办法了。

讲这个故事，就是提醒大家耳鸣发生时一定不要忽视。

下面讲耳常鼓的具体做法：

两个手掌掩住双耳，用力向内压，然后猛地放手，会听到"噗"的一声，重复做18下。再用两手将耳朵向前面反折，两个手掌按住耳朵，双手食指扣住中指，以食指用力弹后脑18下。

耳常鼓可以随时随地做，可以增强记忆力和听力。

34 痔疮不做手术可以吗？

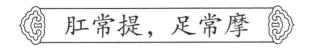

肛常提，足常摩

前面讲了齿常叩、津常咽、面常洗、目常运、鼻常揉、耳常鼓，下面讲肛常提和足常摩。

肛常提，指肛门要经常收缩上提。

这个动作有什么作用呢？

有句俗话叫"十男九痔，十女九痔"，说明痔疮是个高发病，无论男女。由于痔疮位置私密，很多人羞于启齿，从而忌讳就医。如果长时间拖着不治，很可能会变得非常严重，影响到正常工作和生活。

《黄帝内经》提到了痔疮的原因，《素问·生气通天论篇》说，"因而饱食，筋脉横解，肠澼为痔"，这12个字既说了痔疮的病因，也说了病理和表现。

"因而饱食"是说犯痔疮常和饮食有关，"饱食"应该理解为吃辛辣的、油腻的太多。大家都知道痔疮和饮食及长期坐着不动等多种因素有关，特别是喜辛辣、爱喝酒等。"筋脉横解"，现代医学认为痔疮是局部的静脉曲张，《黄帝内经》说"筋脉横解"大体也是这个意思。"肠澼为痔"，"肠澼"在《黄帝内经》里出现了10次，很多地方说得很明显，指出血、赤白痢，像痢疾一样出血。

男女痔疮都多发，《素问·骨空论篇》说，"其女子不孕、癃、痔、遗溺、嗌干"，女的得病包括不孕症，"癃"是小便困难，"痔"是痔疮，"嗌干"是嗓子干，咽喉发干。说明从古到今痔疮都非常常见。

肛常提，主要是锻炼肛门括约肌。肛门经常收缩对肛肠有好处，包括缓解便秘，预防痔疮发生，缓解痔疮发作，推后痔疮手术，甚至避免手术等。

肛常提又叫搓谷道，搓提谷道，谷道就是肛门。

具体如何做，有两种方法。一种是做肛门收缩运动，随时随地可以做。男八女七，男的按8的倍数做，每次可以做24或32次。女的按7的倍数做，21、28次都行，循序渐进。这些动作用力不能过猛，应该柔和，次数也不宜过多，痔疮严重的人，做的次数过多也可以导致出血。

还有一种，就是吸气的时候把肛门的肌肉收紧，这时候开始闭气，维持数秒，一直到憋不住了，不能忍受了，然后呼气放松。也是随时随地都可以练习，当然了，最好是保证每天早晚起码各做一次。

广州市白云区第一人民医院妇产科做过研究，选择30位痔疮患者，指导她们做提肛训练，每天两次，每次20分钟，15天为一个疗程，共三个疗程，坚持做45天。结果表明治疗前后具有极显著差异，总有效率达到86.67%。所以得出结论，提肛可以增强盆底肌肉力量，改善肛周血液循环，抵抗痔静脉扩张充血，对孕产妇痔疮具有安全有效的治疗作用，值得推广。

我在临床遇见很多痔疮患者，一般都要把这个宣传推广一下，有人会积极实践，也有人不听。曾经有个小战士，让他提肛，他认为还是手术来得痛快，就去手术，结果手术半年以后又复发，还要手术。我说他"不听老人言，吃亏在眼前"，让你提肛你不做。他说不是我不听，是我不会做。

咱们讲的一些练习动作，其他都好示范，唯独这个动作可意会不可言传。一些人总是问怎么提肛啊？其实就是收缩肛门，就这么简单。

肛常提，刚才说第一个是对痔疮有好处，第二个有什么好处呢？锻炼尿道括约肌！锻炼肛门括约肌，同时可以锻炼尿道括约肌，可以改善遗尿漏尿。

临床上经常见到中老年朋友，因为遗尿漏尿很痛苦，特别是中老年妇女，咳嗽几声，打个喷嚏，哈哈一笑，或者拿点儿重一点儿的东西，尿就出来了，尿失禁。到医院去看，医生还没有太好的办法。很多人还难以启齿，不愿意去医院看。

遗尿漏尿是小毛病，但是不仅影响生活质量，同时还会造成心理障碍，有人甚至都不敢出远门。这种情况，建议多做提肛，可以起到缓解作用，因为能锻炼尿道括约肌。

我们再讲足常摩，又叫脚常搓。

先说怎么做。右手搓左脚，左手搓右脚。从脚跟到脚指头，然后再从脚指头搓回脚跟，一次做18下。做完以后，两个大拇指轮流

按压脚心最著名的穴位——涌泉，也是
按压18下。

　　脚底集中了全身器官的反射区，所
以经常搓脚可以强化各器官功能，对失
眠、高血压、头痛都有好处。

　　针对脚部涌泉，除了足常摩以外，
还有很多办法。

　　比如说艾灸。有人做过实验，傍晚
5:00—7:00艾灸双脚的涌泉，各15分钟，
每星期坚持6次，坚持4个星期。结果证
明有一定降血压作用，收缩压、舒张压
都有改善。

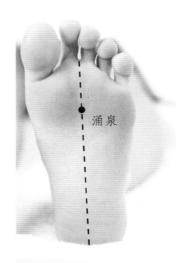

涌泉

　　还可以把中药吴茱萸捣碎贴到涌泉上，中医管这个叫"引火归
元"，让肾上浮的虚火下归，"借药力由此引肾中上浮之火下行归
原"，对血压也有好处。

　　涌泉足底保健，历史源远流长。《灵枢·本输》明确说了"肾
出于涌泉，涌泉者，足心也，为井木"。

　　足少阴肾经起始的第一个穴位就是涌泉，所以说"肾出于涌
泉"，在脚心，为"井木"。中医中"井荥输经合"叫五腧穴，对
应"木火土金水"。涌泉是第一个穴位，称为井穴，对应的是木，
所以涌泉叫"井木"。《灵枢·根结》也说到"少阴根于涌泉"。
足少阴肾经的根在涌泉。所以围绕涌泉做保健，有理论依据。

　　涌泉位于足底，在足底前部脚趾蜷起时足心凹陷处。也就是第
二、第三个脚趾趾缝纹头端与足跟连线的前1/3处。

《黄帝内经》中举了几个例子，说明涌泉不仅可以养生、保健，还能治疗很多疾病。比如《灵枢·五邪》说，"邪在肾，则病骨痛阴痹。阴痹者，按之而不得，腹胀腰痛，大便难，肩背颈项痛，时眩。取之涌泉"。肾有问题了，可以得骨痛阴痹，痹就是痛证，特别是关节疼。治疗取穴首先就是涌泉。

《灵枢·热病》也说，"热病挟脐急痛，胸胁满，取之涌泉"，刚才说阴痹，这儿说热病也可以取穴涌泉。

这只是举了两个例子，还有很多问题都可以用到涌泉穴。

35 筋长一寸，寿延十年

腹常揉，肢常伸

前面讲了肛常提、足常摩，下面我们讲腹常揉，肢常伸。

先说腹常揉。先讲一下怎么揉，两手先搓热，然后有两种手法：一是两手十指交叉揉腹，二是左手在下、右手在上按住左手揉腹。这两种手法都可以，围绕着肚脐揉，揉的范围从小到大，逐渐把范围加大一些。每次先按顺时针揉，然后再逆时针揉。可以揉32下，也可以揉64下。

孙思邈在《千金要方·养性》中说，"摩腹上数百遍，则食易消，大益人，令人能饮食，无百病"，摩腹，就是按摩腹部，揉肚子，每次要揉好几百下。"则食易消，大益人"，饮食容易消化，对人特别有好处。"令人能饮食，无百病"，让人饮食好，但无百病有点夸张，就是说摩腹是有很多好处的。

中医外治疗法专著《理瀹骈文》说，"后天之本在脾，调中者摩腹"，强调摩腹能调中，中就是脾胃，对后天之本脾胃有好处。

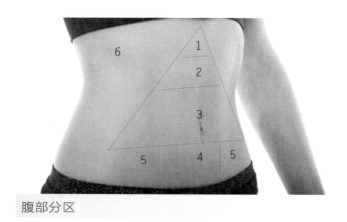

腹部分区

1.心下　2.胃脘　3.大腹　4.小腹　5.少腹　6.胁肋

五脏六腑很多毛病都可以在腹部表现出来，如《素问·藏气法时论篇》说："肝病者，两胁下痛引少腹"，"脾病者……虚则腹满肠鸣，飧泄食不化"，"肾病者，腹大胫肿"。肝病两个胁下疼可以疼到小肚子，少腹就是小肚子。脾病，脾虚"腹满肠鸣，飧泄食不化"，不消化而拉肚子，没消化的东西拉出来叫完谷不化。肾病"腹大胫肿"，肾病肚子大（应该是腹水），小腿肿。

不仅是五脏，六腑的病变也可以在腹部表现出来。《灵枢·胀论》说，"胃胀者，腹满，胃脘痛"，"大肠胀者，肠鸣而痛濯濯，冬日重感于寒，则飧泄不化。小肠胀者，少腹䐜胀，引腰而痛。膀胱胀者，少腹满而气癃"。这几句话的意思是，胃胀可以表现为腹满。大肠胀也可以表现为肠鸣而且痛，这个"濯濯"不用深究，是个语气词。小肠胀指小肚子胀，可以引腰痛。膀胱胀，少腹满而气癃。

五脏六腑疾病，都可以表现为肚子不舒服，疼、胀、肠鸣等。反过来讲，经常揉肚子对五脏六腑也会起到保健作用。腹常揉最明显的功效就是可以改善便秘，通过机械动力可以刺激肠蠕动加速。

再说肢常伸。有人说伸胳膊伸腿谁不会啊。伸胳膊伸腿大家都知道，但怎么伸有讲究。两个胳膊伸出去，手指尖要向着自己头的方向使劲扳，腿伸直以后，脚尖也要向着自己使劲勾。这实际上起到拉筋的作用。

筋是五体之一，对人体很重要。《灵枢·经脉》说，"人始生，先成精，精成而脑髓生，骨为干，脉为营，筋为刚，肉为墙，皮肤坚而毛发长"。这里说到了骨、脉、筋、肉和皮毛五体。五行木火土金水，木对应的是肝，肝对应的五体就是筋，肝主筋。心对应的五体是脉，心主血脉。脾主肉，所以对应的五体是肉。肺主皮毛，对应的五体是皮毛。肾主骨，对应的五体是骨。

筋，上边一个竹字头，下边肉月旁加一个力。许慎的《说文解字》这么解释，"肉之力也。从月从力，所以明其义也。从竹者，以竹之为物多节，所以明其形也"。说筋是肉之力，肉有没有力量要靠筋的伸缩，所以筋这个字下边是从肉从力，左边是肉，右边是力，代表了筋的含义就是肌肉的力量。

上边的竹字头，竹多节，筋是离不开关节的。《素问·五藏生成篇》说，"诸筋者，皆属于节"。《素问·脉要精微论篇》还说，"膝者，筋之府，屈伸不能，行则偻附，筋将惫矣"。膝关节是个大关节，所以说膝是筋之府，筋就联络于膝关节。如果膝关节出问题，"屈伸不能，行则偻附，筋将惫矣"，筋就出问题了。

人的痹证，特点就

是疼。但有的不疼，也叫痹。比如《素问·痹论篇》，"帝曰：夫痹之为病，不痛何也？岐伯曰：在于筋则屈不伸"，是说有的痹不疼，就是筋痹。"屈不伸"，屈伸不利，伸不开。《素问·长刺节论篇》说，"病在筋，筋挛节痛，不可以行，名曰筋痹"，筋挛，拘挛、抽筋，关节疼不可以行。疼或不疼，都叫筋痹。

四肢经常伸，起到锻炼筋的作用，即拉筋的作用。

《黄帝内经》里除了刚才说的筋，还有一个词叫宗筋。宗筋有广义和狭义之分，广义的宗筋还是筋，比如《素问·痿论篇》说的"宗筋主束骨而利机关也"，骨关节要靠筋的牵扯、围绕和拉扯作用，才能屈伸自如，而"利机关"也就是这个意思。狭义的宗筋指前阴、生殖器。《素问·厥论篇》说，"前阴者，宗筋之所聚"。这个还含蓄一点，在《灵枢·五音五味》说得很直接，"岐伯曰：宦者去其宗筋"，宦者就是太监，去其宗筋，就很明确了，是指去掉前阴、生殖器。

《素问·生气通天论篇》说，"因于湿，首如裹，湿热不攘，大筋緛短，小筋弛长，緛短为拘，弛长为痿"。湿气大，头会昏沉不清楚，感觉像有块布裹着头一样，有时不是晕，就是不清楚，这在临床非常多见。湿热祛不掉，也可以影响到筋。"大筋緛短，小筋弛长"，大筋指人体四肢的筋，緛短指老感觉到发紧。小筋弛长，小筋反而松软无力。大筋小筋，有人解释为大筋连于骨肉，小筋络于骨外，大筋屈而不伸，小筋伸而不屈。我个人认为也可以理解为大筋是广义的宗筋，小筋是狭义的宗筋。大筋緛短就是发紧甚至抽筋，小筋弛长则是男子生殖器痿软不举。"緛短为拘，弛长为痿"，假如緛短，就会感觉到发紧甚至抽筋儿。弛长，筋的正常功能应该是既不松弛也不绷紧，应该是比较有度的，拘急称为䐃短，松弛无力称为弛长。

《黄帝内经》里还有个说法叫经筋，《灵枢》专门有《经筋》篇，介绍了足太阳之筋等十二经筋，十二经筋起于四肢走向头身，多结聚于关节和骨骼附近。实际上还是指的筋。

四肢常伸，拉筋，可以随时随地想各种办法来拉筋。躺着可以，坐着也可以，站着也可以，各有各的拉筋方法，这叫因时因地制宜来拉筋。

有人说"筋长一寸，寿延十年"，当然是夸张的说法，但经常拉筋，对四肢关节是有好处的。

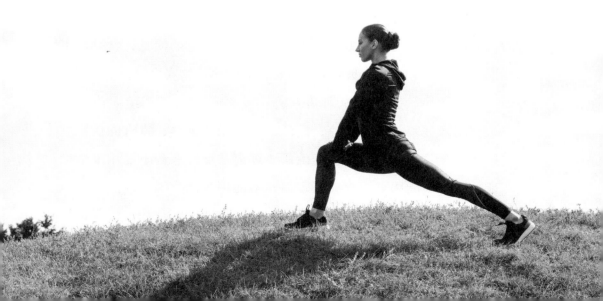

36 一样吃姜，三种功效

药以祛之，食以随之

《素问·五常政大论篇》说，"药以祛之，食以随之"，明确提出药物可以用来治病，食物可以用来调理。《素问·五常政大论篇》还说，"谷肉果菜，食养尽之，无使过之，伤其正也"，谷肉果菜都可用于食养、调理。"无使过之，伤其正也"，可以有两种理解，一是在"谷肉果菜"前面的原文主要是讲的药物的大毒小毒，就是有毒的药尽可能不要过用，以免伤害正气；二是可以理解为，即使是食养也不能太过，不要以为是食品就随便吃，食品也不能说可以没有原则、过度食用，当然食品要比药物安全得多。

至于食疗、食养的原则和方法，《素问·六元正纪大论篇》说，"用寒远寒，用凉远凉，用温远温，用热远热，食宜同法"。"用寒远寒"，用寒性的中药治病要远离寒证，寒药不能用来治疗寒证，凉药不能用来治疗凉证，温药不能用来治疗温证，热药不能用来治疗热证。最后一句，"食宜同法"，即使是食疗、食养也是一个道理，也要遵循中医的基本原则。

《黄帝内经》是一本道书，主要是在道的层面来启发我们的智慧，在术的层面内容比较少，谈到中药的时候更少。

我们讲食疗以姜为例，生活中家家户户都离不开姜。在《灵枢·寿夭刚柔》提到了姜，它主要是用来外治，不是用来内服的。

"黄帝曰：药熨奈何？伯高答曰：用淳酒二十斤，蜀椒一斤，干姜一斤，桂心一斤，凡四种，皆㕮咀，渍酒中。"熨是一种疗法。黄帝问用药物来外熨治病怎么用，伯高（《黄帝内经》中与黄帝对答的大都是岐伯，这个伯高也是一位老师）回答说，"用淳酒二十斤，蜀椒一斤"。蜀椒就是花椒，四川出的花椒。"干姜一斤，桂心一斤"，桂心是肉桂的一种，肉桂的皮去掉后里边那一层叫桂心。这四种药切碎捣烂，泡到酒里。后边儿的原文咱们没引用，说的是用棉絮或细布蘸这个酒液擦拭关节，用来治疗寒痹，痹就是关节疼，风湿类风湿一类的疾病。

对姜的记载最早见于《神农本草经》，说它"味辛、温"。姜在中药材中有干姜、生姜、炮姜等。生姜的主要作用是解表散寒、温中止呕，比如治疗风寒感冒时，熬一碗姜汤喝或许就能发汗，用生姜发汗的效果最好，叫解表散寒。温中止呕，孙思邈称生姜为"呕家之圣药"，治疗恶心呕吐效果好。

干姜，顾名思义，把生姜阴干、晒干而成。干姜比生姜的热性要强，所以温中散寒的力量更好，温中散寒、温肺化饮、温阳通脉。另外，生姜偏散，走而不守，发汗就是走而不守，生姜主要是发散风寒；干姜偏温，守而不走，温阳的作用更强。

什么叫炮姜呢？就是把干姜放到沙子里炒，炒到姜皮鼓起来，颜色变成棕褐色，叫炮姜。炮姜比干姜的作用强在哪里呢？炮姜除了性温以外，还有止血的作用。所以阳气虚弱不能统摄血液的出血证，用炮姜效果更好。

食疗在历代发展中内容都非常丰富，以古老的《伤寒论》为例，《伤寒论》与《黄帝内经》时代比较接近。张仲景是医圣，他的很多方子用到姜，我们举个最简单的方子，两味药搭配的方子叫药对，来看看姜的简单搭配。

第一个方子，甘草干姜汤。

原方是炙甘草四两，干姜二两，就两味药。《伤寒论》第29条，说"作甘草干姜汤与之，以复其阳"。第30条，"更饮甘草干姜汤，夜半阳气还，两足当热"。文字简单，很好理解，甘草干姜汤就是用来温阳的。

阳虚的朋友，可用最简单的小方子，甘草干姜汤。原方的一两相当于现在多大量有争议，一般1两折算成3克，甘草四两就是12克，干姜二两就是6克，2∶1的比例。

同样，在张仲景《金匮要略·肺痿肺痈咳嗽上气病脉证治第七》第五条，记载了"肺痿吐涎沫，而不咳者，其人不渴，必遗尿，小便数。所以然者，以上虚不能制下故也。此为肺中冷，必眩，多涎唾，甘草干姜汤以温之"。长期肺气虚、肺阳虚，尽管不咳嗽，但痰涎比较多。口不渴，憋不住尿，尿频、遗尿。因为肺气虚、肺阳虚，肺在上边不能制约下面，导致尿频。这叫"肺中冷，必眩"，头还可以晕，说是必眩，但临床也不一定，可以晕也可以不晕。用甘草干姜汤。

所以，阳虚怕冷，手脚凉，可以试试张仲景的甘草干姜汤。这个方子简单，两味药，而且都是食品，非常安全。可以煮水喝，也可以泡水喝。一开始用量可以减半，一点儿一点儿来，如果有效就坚持，没效可以再加点量。

张仲景用干姜治疗阳虚手脚凉，《伤寒论》第30条说，"两足当热"，喝完甘草干姜汤后，手脚都应该慢慢发热，没那么凉了。还用于治疗肺阳虚导致的尿频、阳虚固涩无力导致的唾沫多，以及阳虚出汗、女子带下多。这是张仲景食疗用姜的第一个方子。

第二个方子，橘皮汤。张仲景《金匮要略·呕吐哕下利病脉证治第十七》说，"干呕，哕，若手足厥绝者，橘皮汤主之"。干呕，恶心想吐又吐不出来，哕，有人说是打嗝，有人说是真正的呕吐，大概就是这个意思，我想这儿应该理解成吐。胃气上逆，恶心呕吐，而且手脚凉，厥就是凉。张仲景说过"厥者，手足逆冷者是也"。

一个人胃寒，胃气不降，胃气上逆就打嗝，恶心呕吐。由于胃寒影响了人的阳气，不能疏达，阳气不能到达四肢，手脚就会发凉。张仲景推荐的第二个方子是橘皮汤。

橘皮就是陈皮，橘子皮放时间长以后叫陈皮。一般来说中药都是越新鲜越好，但也有个别的时间长一些好，比如陈皮、半夏等都是越陈越好，所以中医有方叫二陈汤（方药组成以陈皮半夏为主）。橘皮汤是两味药，陈皮配生姜。橘皮四两（12克），生姜半斤（古代的1斤是16两，所以半斤是八两，有个成语叫"半斤八两"，就是24克）。

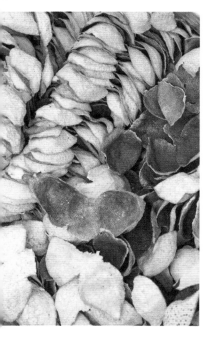

这时为什么用生姜而不用干姜？因为生姜温中止呕效果更好，治疗恶心呕吐，包括晕车晕船，要用生姜。

第三个方子，栀子干姜汤。

一个人体内可以有热有火，有时也可以有寒，寒火同时并存，叫寒热错杂，这种情况下就必须既用凉药，又用热药。《伤寒论》第80条说，"伤寒，医以丸药大下之，身热不去，微烦者，栀子干姜汤主之"。

伤寒是个概称，《伤寒论》里很多病都是从讨论伤寒，就是外感病来阐发。外感以后，医生用了丸药大下之，用了下法，身热不去，说明本来就有身热，体内有火，用了下法，攻下清火的药以后，"微烦者"，微烦说明本来以前有心烦，这时心烦稍微减弱一些，应当用栀子配干姜来治疗。

原文没说到有阳虚的表现，我们要以方、以药测证，就是说由于用了清火的药，用了攻下的药，病人尽管火热减退，但体内阳气有可能受伤，特别是脾阳受伤。上焦有热，中焦有寒，所以要用栀子配干姜，一个寒药，一个热药。

栀子是清火药，有生栀子、炒栀子还有焦栀子，一般我们用炒栀子，当然张仲景那个时候没写，这两个药在临床作用是不一样的，尽管都能清火，但生栀子比炒栀子的泻劲儿大，能让人拉肚子。炒栀子清火，但一般不会使人拉肚子，即使拉也很轻微，所以尽可能要用炒栀子。

　　原方说用栀子14个，没说量，用14个（擘），就是把它掰开，现在不用掰，药工都会用药臼子捣碎，捣碎效果更好。14个相当于10~15克。干姜二两，就是6克。

　　以上仅举了张仲景《伤寒杂病论》里的三个对药方，就说明姜的用处非常灵活，非常广泛，至于那些三味药、四味药、六味药、十味药，大的方子，搭配则更加复杂多变。根据不同病证，姜的搭配使用也会有所差别。

37 甘味药的搭配法

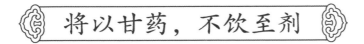

将以甘药，不饮至剂

　　我们反复说过《黄帝内经》是一本围绕健康和生命的道书，所以说它在术的层面内容比较少，但是道包括养生之道、诊断之道、治病之道等，可以指导实践，指导临床应用。

　　我们仍然以《伤寒论》为例，有人统计《伤寒论》的113个方子里，出现频率第一位的是谁呢？是甘草。

　　甘草，有个别中医大夫看不上它，我曾经听一个老中医讲课，他说我从来不用甘草，它什么病也治不了，还到处都有它。张仲景为什么使用最多的是甘草呢？这就要回到《黄帝内经》上来。

　　《灵枢·终始》说，"阴阳俱不足，补阳则阴竭，泻阴则阳脱。如是者，可将以甘药，不可饮以至剂。如此者，弗灸"。

　　"阴阳俱不足"，阴阳都亏，"补阳则阴竭"，单纯补阳会伤阴。如果是阴阳两虚里还有虚实夹杂的，你用了泻法，"泻阴则阳脱"，泻阴把阳也伤到了，这样的情况怎么办？"可将以甘药"，

"将"是"养"，将养、将息，用甘味药来调养。"不可饮以至剂"，不要用力量很强的方药，"如此者，弗灸"，这样的情况还不要用灸法，不仅不用灸法，扎针也不建议。

《灵枢·邪气藏府病形》说，"阴阳形气俱不足，勿取以针，而调以甘药也"。

"阴阳形气俱不足"，阴阳形气都亏，"勿取以针"，不要扎针，"而调以甘药也"，这儿的"调"和刚才说的"将"一个意思，要用甘味药来调理。

《黄帝内经》强调阴阳形气俱虚要用甘味药调理，甘味药里有偏寒的，也有偏热的，但是甘草，《神农本草经》说味甘平，不偏不倚，不寒也不热，平性的。

中医金元四大家之一李东垣是"补土派"，土就是脾胃，李东垣特别重视健壮脾胃。他说甘草如果使用得当，"热药得之缓其热，寒药得之缓其寒，寒热相杂者，用之得其平"。热药加上甘草，就不会那么热，缓其热，寒药的方子里头加上甘草，寒凉之性就不会那么剧烈。寒热药在一起的，用上甘草得其平，取得了寒热药的作用，把其寒热的性质变得缓和一些。

用甘味调养，我们不妨称之为"甘味养生法"，我们以张仲景的三个小药对方，来看看怎么搭配。

先看第一种情况，叫甘配辛。甘配辛，中医认为辛甘结合能化阳，叫辛甘化阳，辛甘搭配在一起可以补助人体的阳气。

《伤寒论》第64条说："发汗过多，其人叉手自冒心，心下悸，欲得按者，桂枝甘草汤主之。"发汗太多，有可能是自己出汗，有可能是医生用的发汗解表的药太过，导致阳虚，因为"阳加

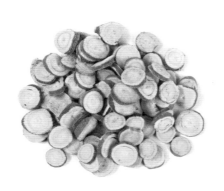

甘草

于阴谓之汗"，出汗太多可以伤阴，也可以伤阳，也可以阴阳俱伤。出汗太多只是一种情况，言外之意不管有没有发汗过多，假如病人心阳虚，就会表现为两个手老是按在胸前心脏那个地方，叫"叉手自冒心"，因为他感觉"心下悸"，心下发慌、发空，还有点冷。"欲得按"，老想按着。用桂枝甘草汤，桂枝是辛的，炙甘草是甘的，这叫甘配辛，辛甘化阳。

清代钱潢在《伤寒溯源集》里注解这一条说："发汗过多，则阳气散亡，气海空虚，所以叉手自冒覆其心胸，而心下觉惕惕然悸动也。"发汗过多伤了阳气，气海空虚，气海在哪儿？《灵枢·五味》说，"其大气之抟（tuán）而不行者，积于胸中，命曰气海"。气海就是心胸这一块儿。阳气散亡，气海空虚，所以老是叉手自冒按住心胸这一块儿，而且心下感觉"惕惕然悸动"，惕惕然就是有点害怕。因为出汗过多可以伤心阳，心主神明，心阳受伤以后可以扰其心神。比如说《伤寒论》第119条也说过"太阳伤寒者，加温针，必惊也"。太阳病伤寒证，用温针法可能伤阳，出汗，必惊也，扰其心神。

为什么阳气受伤还会导致心神乱呢？《素问·生气通天论篇》说，"阳气者，精则养神，柔则养筋"。阳气既可养神也可以养筋，它是一个营养的物质基础，不仅是功能基础。

这个桂枝甘草汤，对药小经方，很简单。桂枝四两（12克），炙甘草二两（6克）。

因为桂枝甘草汤原书记载主要是用于治疗心阳虚，所以这些年围绕着心脏病相关的心律失常、冠心病、慢性心衰、心血管神经官能症、原发性低血压这五个方面，对桂枝甘草汤做了一些临床和实验研究。

结果证明，桂枝甘草汤可以双向调节心率。什么叫双向调节呢？很神奇的是，中药经常有这样的作用。比如说心率慢，用这个方子可以调节心率快一点；心率快的，同样是用这个方子，可以使心率慢一点，这就叫双向调节。还具有保护心肌、抗血栓、改善心功能、调节神经系统等作用。说明桂枝甘草汤对心血管确实有很多好处。

刚才讲的桂枝甘草汤是甘配辛，再讲一个叫甘配酸。甘仍然是甘草，酸选白芍，白芍配甘草叫芍药甘草汤。

《伤寒论》第29条说"作芍药甘草汤与之，其脚即伸"，第30条说"胫尚微拘急，重与芍药甘草汤，尔乃胫伸"，小腿胫骨拘急、发紧，甚至抽筋，喝了芍药甘草汤就能伸开。抽筋、发紧，中医一般认为是阴血亏虚，阴血亏虚血不养筋，所以导

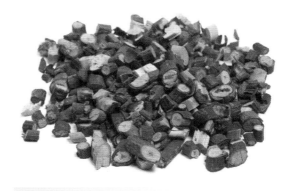

桂枝

致拘急、发紧。芍药甘草汤酸甘化阴，可以缓解拘挛。"脚"，据考证在东汉时期不是指的脚，而是指小腿。

芍药甘草汤在临床可用于治疗不安腿综合征。不安腿是指老年人睡觉时腿放哪里都不舒服，也叫不宁腿，检查也没什么问题，但是就是难受。

原方记载芍药、甘草都是用四两，就是各12克。

说到芍药甘草汤，我想起一个病例。

我有时给医学生包括年轻的大夫讲课，常给他们提一个问题：大家作为医学生，甚至在临床工作多年的大夫，知道多大岁数看儿科，多大岁数看内科吗？得到的回答经常不一样，有人说12岁，有人说14岁、16岁、18岁等等。

我为什么提这个问题呢？是因为一次经历。

1983年我在山东临沂一家医院的儿科实习。一个小孩儿，13岁，每天晚上四肢拘挛性疼痛，抽着疼，每天晚上要发作好多次，苦不堪言。当时内科和儿科用了各种办法都不行，就来回推脱。儿科说已经过了12岁了应该看内科，内科大夫说还不满14周岁应该看儿科。所以那年我就在考虑究竟多大应该看儿科，超过多大就不能看儿科了。

我当时在准备考刘渡舟老师的研究生，《伤寒论》背得很熟，我记得书里有"作芍药甘草汤与之，其脚即伸"。初生牛犊不怕虎，我就跟老师说我们为什么不用张仲景的芍药甘草汤呢？我记得很清楚，那个老师是西学中，就是西医的专家学习中医，他可能对《伤寒论》也不太熟，但当时也没什么好治疗办法，于是他说好啊，你开方吧，我给你签字。

我就开两味药，白芍、炙甘草，多大量现在记不太清了。但这个病人我印象很深刻。一个星期以后我转到别的科，孩子妈妈带着这个孩子，挨个科室找我，最后找到我说，就是这个年轻的大夫开的药。这药喝下去以后没几天，两只胳膊两条腿疼，变成只剩一只胳膊疼了，而且这只胳膊疼，也是一晚上很少发作了，不像以前要疼好多次。

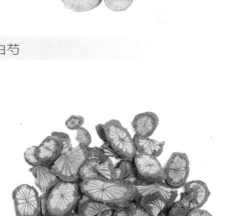

白芍

鸡血藤

当时带我的老师说，不错，小伙子，可以在这个方子里再加几味藤类药，可以舒筋，缓解拘挛。老师又给他加了几味藤类药，鸡血藤、络石藤、海风藤。后来他没再来，应该是很快就好了。

大家看，芍药甘草汤，酸甘化阴，可以用于一切拘挛性的疾病，不仅是抽筋，哪怕是内脏，只要是发紧的疼，甚至不疼只是发紧，也可以用芍药甘草汤。

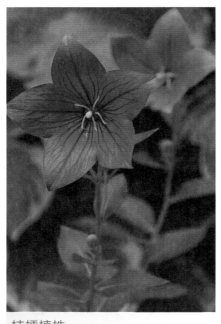

桔梗植株

这是甘配酸。我们再讲最后一个叫甘配苦。

《伤寒论》第311条说，"少阴病，二三日，咽痛者，可与甘草汤。不瘥者，与桔梗汤"。少阴病主要是指足少阴肾。

"少阴病，二三日"，这两句话我们可以忽略。就是嗓子疼可以喝甘草汤，就一味药甘草，而且是生甘草，其他方都是用炙甘草。治嗓子疼的时候，张仲景用生甘草，因为生甘草和炙甘草相比有点偏凉，适用于这种嗓子上火的、热性的问题。

假如就用甘草效果不行，"不瘥"，就是不愈，就给他喝桔梗汤，桔梗是苦的，甘草是甜的，所以叫甘配苦。桔梗3克，甘草6克，叫桔梗汤。

张仲景的《金匮要略》里也用过桔梗汤，治疗的病证比嗓子疼还要严重，"咳而胸满振寒，脉数，咽干不渴，时出浊唾腥臭，久久吐脓如米粥者，为肺痈。桔梗汤主之"。

咳嗽、胸闷，还有点怕冷，脉比较快，嗓子干，口不渴。咳吐的东西又腥又臭，时间长了以后，甚至痰浓如米粥，这叫肺痈病，其实就是肺部感染，用桔梗汤。

桔梗辛，苦，平，能宣肺止咳、祛痰排脓。甘草能泻火解毒、润肺祛痰，这两味药配在一起，宣肺止咳、祛痰排脓功能就会增强。

《黄帝内经》"将以甘药""调以甘药"的理论，在《伤寒论》里，随处可见其运用。

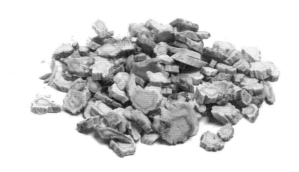

桔梗

可以甘配辛，辛甘化阳；可以甘配酸，酸甘化阴；还可以甘配苦，清热解毒。